PUBLICATIONS DE LA SOCIÉTÉ FRANÇAISE D'HYGIÈNE

LES STATIONS
D'EAUX MINÉRALES

DU CENTRE DE LA FRANCE

LA CARAVANE HYDROLOGIQUE

DE SEPTEMBRE 1887

PAR

MM. Dr P. de PIETRA SANTA et A. JOLTRAIN

Président et Secrétaire de l'excursion.

Pougues — Saint-Honoré
Bourbon-Lancy — Bourbon-l'Archambault
Vichy — Néris — Châteauneuf
Châtel-Guyon — Royat — La Bourboule
Le Mont-Dore — Saint-Nectaire.

PARIS

AU BUREAU DE LA SOCIÉTÉ | GEORGES CARRÉ, ÉDITEUR
30, rue du Dragon, 30. | 58, rue Saint-André-des-Arts.

1888

Organe de la Société :

JOURNAL D'HYGIÈNE

CLIMATOLOGIE

EAUX MINÉRALES, STATIONS HIVERNALES ET MARITIMES, ÉPIDÉMIOLOGIE

Bulletin des Conseils d'Hygiène et de Salubrité

PUBLIÉ PAR

Le Dr PROSPER DE PIETRA SANTA

Le Journal paraît tous les Jeudis.

20 francs par an.   **30, rue du Dragon.**

PARIS

Te^{163}_{822} (3)

LES STATIONS

D'EAUX MINÉRALES

DU CENTRE DE LA FRANCE

LA CARAVANE HYDROLOGIQUE DE SEPTEMBRE 1887

PUBLICATIONS DE LA SOCIÉTÉ FRANÇAISE D'HYGIÈNE

LES STATIONS
D'EAUX MINÉRALES

DU CENTRE DE LA FRANCE

LA CARAVANE HYDROLOGIQUE

DE SEPTEMBRE 1887

PAR

MM. Dr P. de PIETRA SANTA et A. JOLTRAIN

Président et Secrétaire de l'excursion.

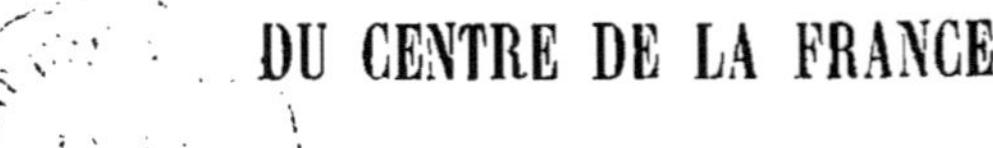

Pougues — Saint-Honoré
Bourbon-Lancy — Bourbon-l'Archambault
Vichy — Néris — Châteauneuf
Chatel-Guyon — Royat — La Bourboule
Le Mont-Dore — Saint-Nectaire.

PARIS

AU BUREAU DE LA SOCIÉTÉ | GEORGES CARRÉ, ÉDITEUR
30, rue du Dragon, 30. | 58, rue Saint-André-des-Arts.

1888

SOCIÉTÉ FRANÇAISE D'HYGIÈNE

Séance du 13 octobre 1887.

Présidence de S. M. DON PEDRO D'ALCANTARA.

« Après avoir entendu le compte rendu, fait par M. le Secrétaire général, de la Caravane hydrologique du mois de septembre dans les diverses Stations d'eaux minérales du centre de la France, la Société a voté à l'unanimité la publication d'un volume comprenant :

» 1° Le compte rendu du Secrétariat ;

» 2° Le récit détaillé de l'excursion ;

» 3° Les causeries-conférences faites par MM. les Médecins inspecteurs et Médecins consultants des diverses Stations hydro-minérales. »

(Extrait des procès-verbaux des séances.)

LES STATIONS
D'EAUX MINÉRALES

DU CENTRE DE LA FRANCE

CHAPITRE PREMIER

COMPTE RENDU DU SECRÉTARIAT

I

Vous savez tous, chers collègues, que dans sa séance du 11 mars dernier, sur la proposition du Dr Grellety (de Vichy) la Société française d'Hygiène vota, en principe, l'organisation d'une Caravane hydrologique qui devait, sous son patronage, visiter les stations thermo-minérales du Centre de la France.

Une Commission composée de MM. Boucomont, Cacheux, A. Cazaux, Grellety, Joltrain, Macé, Monin, et Joseph de Pietra Santa, fut chargée d'étudier la question au point de vue de sa réalisation pratique, et au cours de la séance du mois d'avril, la Commission, par l'organe de M. Joltrain, vous présenta le programme adopté pour cette excursion scientifique, ainsi que les voies et moyens pour l'accomplir dans les conditions les plus favorables de temps, d'économie, et d'instruction.

Disons, de suite, que le succès le plus complet a répondu aux sages et habiles dispositions arrêtées et prises par votre Commission.

Nous devons lui en savoir d'autant plus de gré, que ce premier essai, sans précédents, vient ouvrir, par sa réussite, une nouvelle voie, et une voie féconde, à l'activité scientifique de la Société.

Nous rappellerons, pour mémoire, que l'excursion devait durer 12 jours (31 août au 11 septembre) et comprendre la visite successive des stations de Pougues, Saint-Honoré, Bourbon-Lancy, Bourbon-l'Archambault, Vichy et son bassin (Saint-Yorre, Cusset), Néris, Châteauneuf, Chatel-Guyon, Royat, La Bourboule, Le Mont-Dore et Saint-Nectaire.

La correspondance établie immédiatement avec les collègues ou confrères résidant dans lesdites localités, et avec les propriétaires concessionnaires, ou directeurs des Compagnies fermières, nous donna tout d'abord l'assurance d'une réception cordiale, d'une visite complète sur place, et d'une connaissance précise des propriétés thérapeutiques des eaux au moyen de causeries-conférences :

A Pougues : MM. Jéramec, Bovet, Mignot, Rougon.

A Saint-Honoré : MM. général Marquis d'Espeuilles, Collin, Odin et Binet.

A Bourbon-Lancy : MM. Berthet, Goëde et Favre.

A Bourbon-l'Archambault : MM. Noir, Regnault, Prévost, Philippon, Ribart et Lasalle.

A Vichy : MM. Sandrier, Grellety et Gautrelet.

A Néris : MM. de Ranse, de Grandmaison, Morice.

A Châteauneuf : MM. Richard, Boudet, Bataille, Pannetier, Desfilhes et Paul Fabre de Commentry.

A Chatel-Guyon : MM. Baraduc et Deschamps.

A Royat : MM. Boucomont, Fredet, Petit, Lemarchand et Chassan.

A La Bourboule : M. Ad. Nicolas.

Au Mont-Dore : MM. L. Chabory, Joal, Tardieu, Alvin et Emond.

Dans cette énumération rapide nous n'avons pas inscrit le nom de plusieurs autres confrères qui, cependant, ne nous ont ménagé, ni leur temps, ni leur courtoisie, ni leur expérience, mais cette petite lacune sera comblée dans le compte rendu d'ensemble et de détails de la Caravane hydrologique, qui sera rédigé ultérieurement par une Commission spéciale.

Effectivement, si vous approuvez nos propositions, cette étude, qui viendra prendre une place très honorable dans le recueil des publications de la Société, comprendra trois parties :

La première descriptive (Contrées parcourues, Stations visitées, Itinéraires, Réceptions et Fêtes).

La deuxième, plus instructive, contiendra les causeries-conférences, rédigées par MM. les médecins inspecteurs ou médecins consultants, et signées de leurs noms.

La troisième purement artistique sera formée par les gravures, photographies et plans représentant les établissements thermaux eux-mêmes, et les sites pittoresques qui les encadrent.

Avant de vous exposer, à grands traits, les résultats acquis au point de vue de notre instruction hydrologique, permettez-nous de mentionner ici le fameux quart d'heure de Rabelais, *la carte à payer!*

Dans l'espèce, il n'a rien de très effrayant, car il peut se résumer dans l'expression des sentiments de gratitude de la Société à l'adresse des personnes qui ont rendu la Caravane possible, utile et fructueuse !

Ce sont d'abord les Municipalités de Vichy, de Bourbon-l'Archambault, de Néris, de Châteauneuf, de Royat, de la Bourboule et du Mont-Dore, qui ont droit à un vote de remerciements de la Société tout entière, vote qui sera transmis par lettre officielle.

Ces municipalités intelligentes et dévouées ont compris, de suite, tout ce qu'il y avait de pratique et de fécond, pour la prospérité de leurs stations thermales, dans ces visites sur place, dans cet échange d'idées des médecins de la localité avec leurs confrères de Paris et de la

Province; et, pour traduire en actes ces dispositions de leur esprit, elles sont venues à notre rencontre, nous ont offert des punchs et des banquets, ont improvisé des fêtes et des distractions de toutes sortes, auxquelles elles avaient convié leurs populations, comme pour les associer à une bonne œuvre.

Nous avons, de même, le devoir de vous demander un vote spécial de remerciements pour les confrères qui nous ont largement ouvert le livre de leur expérience, et de leurs observations cliniques, pour les propriétaires et directeurs des compagnies fermières qui nous ont montré les coins et recoins de leurs établissements; enfin pour la Compagnie des chemins de fer de Lyon-Méditerranée qui, indépendamment de la réduction de 50 0/0 sur le prix du voyage, avait donné des ordres dans toutes les stations de la ligne pour nous assurer des wagons réservés (1).

Ajoutons, en dernier lieu, que la Presse de Paris (politique et médicale), l'Agence Havas en tête, a fait un accueil empressé à nos circulaires et avis.

Notre cher Président, M. Marié-Davy, désirait prendre la Direction de la Caravane hydrologique, mais appelé en Savoie pour résoudre une grave question de distribution d'eaux potables dans la ville d'Annecy, il a dû, à son grand regret, se priver de ce plaisir qui était pour nous tous un honneur, et une bonne fortune.

Dans ces conditions, cédant aux désirs des organisateurs, votre Secrétaire Général a renoncé à son voyage à Washington (Congrès des Sciences médicales) pour prendre cette direction, et suppléer par beaucoup de

---

(1) Le chiffre des inscriptions pour la Caravane au 30 août était de 36 dont 16 arrivées des départements. Si plusieurs excursionnistes se sont trouvés empêchés au dernier moment par des raisons de santé ou par des devoirs professionnels, par contre en arrivant en Auvergne nous avons été rejoints par 15 membres de la Société Gay-Lussac de Limoges, sous la direction de son zélé secrétaire-général M. Garrigou-Lagrange.

Inutile d'ajouter que l'harmonie la plus parfaite n'a cessé de régner entre les géologues, les minéralogistes, les botanistes et les médecins, hydrologues par circonstance.

bon vouloir à la compétence scientifique et à l'autorité morale de M. Marié-Davy.

II

Abordons la partie essentielle de ce compte rendu. L'importance toujours plus accentuée que tend à prendre l'usage des Eaux minérales dans notre vie moderne (importance qui trouve sa raison d'être dans les enseignements du Passé, et dans les exigences inéluctables du Présent), comporte de toute nécessité deux obligations :

La première, une étude plus précise, plus technique, plus généralisée de l'Hydrologie médicale;

La seconde, des installations balnéaires plus complètes, plus confortables, et en même temps plus abordables aux diverses classes de la société.

Nous ne serons contredit par personne, dans cette enceinte, en affirmant que jusqu'aux premières années du xixe siècle, il avait été fait fort peu de choses pour la réalisation pratique des susdites obligations.

Sans doute, il y avait des malades allant demander leur guérison aux eaux salutaires des Vosges, de l'Auvergne ou des Pyrénées;

Sans doute, parmi les hydrologues on pouvait citer les noms de médecins illustres, de cliniciens autorisés;

Sans doute, enfin, dans quelques établissements thermaux, on retrouvait des réminiscences des installations balnéaires de nos ancêtres les Gallo-Romains, mais dans leur ensemble théorique, comme dans leurs applications pratiques, *l'art de l'hydrologue*, et *l'art de l'ingénieur des mines* n'avaient pas franchi les bornes étroites de l'empirisme.

Nulle tentative du reste n'avait été faite dans les régions des Écoles officielles, pour instituer et créer un enseignement technique, pour mettre l'hydrologie d'une part, et le génie civil de l'autre, à la hauteur des légitimes exigences de la vie sociale de nos jours. C'est uniquement par l'entrée en scène de l'initiative individuelle que se sont accomplis les progrès que nous serons heureux de constater devant vous, progrès obtenus :

En partie, sous la pression des malades et des convalescents les plus intéressés dans la question ;

En partie, par l'intervention des Compagnies fermières, se mettant en lieu et place de l'administration timide et routinière de l'État (1) ; en plus grande partie sous l'impulsion de circonstances imprévues, conséquences des calamités désastreuses de la guerre de 1870-71.

Si les Eaux minérales constituaient, au delà du Rhin, des éléments précieux de science, de santé, de bien-être et de prospérité, pourquoi ces éléments n'auraient-ils pas trouvé leur raison d'être dans ce beau pays de France, si riche en sources minérales et en sources minérales variées, très sagement réparties dans les trois régions de l'Est, du Plateau central, et des Pyrénées (2).

Le cri d'alarme une fois jeté aux échos d'alentour, le fatidique *Laboremus* devenu le mot d'ordre de la situation, géologues, chimistes, hydrologues, cliniciens, ingénieurs

---

(1) L'extension et la prospérité de Vichy, propriété de l'État, datent seulement du jour, où l'Etat a cédé son exploitation à une puissante Compagnie fermière.

Néris et Bourbon-l'Archambault, également propriétés de l'État, viennent d'être cédés à des concessionnaires, disposant de capitaux notables.

(2) Dans un rapport officiel au Ministre des Travaux Publics, M. O. Keller, ingénieur en chef des mines. porte à 1027 le nombre des sources minérales, autorisées et exploitées en France en 1882. Elles sont ainsi réparties d'après la classification qu'il a adoptée.

1°	Sources sulfureuses.	319
2°	Sources alcalines.	354
3°	Sources ferrugineuses	135
4°	Sources salines.	219
	TOTAL. . . .	1027

On peut estimer à une moyenne de 60 les autorisations d'exploitation données, chaque année, par le Ministre du Commerce sur l'avis de l'Académie de Médecine.

des mines se sont mis résolument à l'œuvre, et de cet ensemble de travaux persévérants et harmoniques est sortie l'Hydrologie scientifique de nos jours, avec son cortège indispensable d'applications pratiques de la balnéothérapie, sous toutes ses formes, conditions et variétés.

La Société d'hydrologie de Paris a eu l'incontestable mérite de seconder ce mouvement d'opinion, en affirmant dès 1872 :

1° La France est la seule contrée de l'Europe qui puisse se suffire à elle-même pour tout ce qui concerne la thérapeutique thermale ;

2° Elle n'a besoin de recourir en aucun cas aux eaux minérales d'Allemagne.

Effectivement, Royat représente parfaitement les eaux d'Ems ; Châteauneuf et Bourbon-Lancy sont similaires de Baden-Baden et de Wiesbaden ; Chatel-Guyon peut rivaliser avec Kissingen ; Marienbad, et Saint-Nectaire remplacer avantageusement Niederbronn.

La constatation de ces deux faits, de premier ordre, nous paraît être le résultat le plus immédiat, et le moins contesté, de l'excursion de la Caravane hydrologique dans ces fertiles, riches et pittoresques contrées du Nivernais, du Bourbonnais, de la Limagne, du Morvan et de l'Auvergne.

Partout, nous avons retrouvé des Confrères qui nous ont exposé les ressources thérapeutiques de leurs eaux, en se basant sur la géologie et la chimie d'une part : sur l'expérience et l'observation clinique de l'autre. Plus de ces panacées universelles à l'adresse des affections les plus diverses, mais une spécialisation intelligente et précise de chaque variété d'eau minérale ; et son application rationnelle à chaque modification particulière de l'organisme malade.

Partout aussi, dans les grands établissements thermaux, comme dans les plus modestes, nous avons pu apprécier *de visu* l'aménagement le plus scrupuleux des griffons, la distribution la mieux entendue des diverses sources, la généralisation des méthodes de traitement les plus rationnelles, enfin la multiplication des engins et appareils qui établissent la supériorité de l'industrie française au service de l'art sanitaire.

Ces véritables révélations qui ont vivement impressionné notre esprit, initié pourtant, de vieille date, à ces recherches et études spéciales, ont produit une émotion bien plus profonde (émotion parfois mêlée d'étonnement) sur l'esprit de nos jeunes collègues de Paris et de province, appelés pour la première fois à fermer les traités et manuels classiques de leur bibliothèque pour feuilleter le grand livre de la nature.

La meilleure preuve que nous puissions donner, ici, de leur satisfaction, c'est le désir (très nettement exprimé par leur adhésion à l'œuvre commune) de voir la Société continuer ses Caravanes, en les portant successivement dans la direction des Vosges, des Alpes et des Pyrénées.

En agissant ainsi, selon ce désir unanime, la Société française d'Hygiène restera fidèle à son rôle de vulgarisation scientifique; elle mettra ses membres à même de connaître à fond les précieuses ressources qu'offrent les eaux minérales à la thérapeutique des affections chroniques; elle leur permettra, par la suite, de les conseiller en parfaite connaissance de cause, en rejetant sans scrupule certaines légendes locales, inspirées par la routine, l'ignorance ou la malveillance; elle atteindra enfin, à peu de frais, un but humanitaire, en obtenant que les malades et les convalescents soient dirigés sur les localités, où ils auront plus de chances de trouver l'amélioration de leurs infirmités et la guérison de leurs affections organiques.

III

Avant d'emprunter à des notes de voyages rédigées au jour le jour, quelques détails sur les caractéristiques et la spécialisation des diverses stations du plateau central, il nous paraît opportun de rappeler ici quelques considérations générales sur la classification des eaux minérales françaises. Nous aurons ainsi des points de repère précis pour grouper dans notre esprit les sources, de minéralisation diverse, à leur rang naturel d'application.

L'Annuaire des Eaux de la France, rédigé sous la haute inspiration de J.-B. Dumas, rangeait les eaux minérales dans onze divisions ou subdivisions d'après leur composition chimique.

Le *Dictionnaire des eaux minérales* (LEBRET, DURAND-FARDEL et J. FRANÇOIS) établit quatre classes d'après la prédominance des bases. Eaux carbonatées et bicarbonatées, sulfatées, chlorurées, sulfurées et, dans chaque classe, d'après les bases, les groupes : sodiques, calciques, lithinées, magnésiennes.

Cette classification a le grand inconvénient de laisser en dehors les eaux ferrugineuses (carbonatées et sulfatées), et les eaux arsénicales. Les unes et les autres ont, cependant, une grande importance thérapeutique.

Dans un rapport officiel au Ministre des travaux publics (*Statistique détaillée des sources minérales exploitées et autorisées en France et en Algérie au 1ᵉʳ juillet 1882*), M. O. Keller, ingénieur en chef des mines, divise les eaux minérales en quatre groupes, d'après leur caractère médico-chimique prédominant, savoir :

1° Eaux *sulfureuses* (hydrogène sulfuré à l'état libre, ou à l'état de sulfure alcalin);

2° Eaux *alcalines* (prédominance de la soude à l'état de carbonate ou de bicarbonate) ;

3° Eaux *ferrugineuses* (sels alcalins ou calcaires accompagnés de carbonate de fer) ;

4° Eaux *salines* (complexes : caractérisées par le chlorure de sodium ; le sulfate de soude ; le carbonate ou sulfate de chaux). Il y a lieu actuellement de grouper, à part, les eaux *arsénicales* dont l'eau de La Bourboule est en France le prototype.

Pour la classification géologique des eaux minérales,
M. O. Keller adopte trois divisions :

1° Terrains *sédimentaires*, c'est-à-dire toute la série
des terrains stratifiés déposés par les eaux, y compris
les terrains de transition (462 sources) ;

2° Terrains *cristallins*, en désignant sous ce nom le
terrain primitif, et en y englobant les roches éruptives
de tout âge et les filons (406 sources) ;

3° Terrains sédimentaires au *contact*, ou au *voisinage*,
des terrains cristallins (159 sources).

La classification des Eaux minérales françaises par
leur température native est nécessairement arbitraire.

On sait que la température d'une source est l'indice
de la profondeur à laquelle pénètrent, au sein de la
terre, les eaux qui lui donnent naissance ; c'est une donnée
du plus haut intérêt. Toutefois, sa signification n'est pas
la même, chaque fois qu'il y a un mélange de l'eau
thermale avec des infiltrations superficielles ; dans ce
cas la température de l'eau minérale s'abaisse.

M. Keller les divise en deux groupes:

1° Les eaux *froides* ou *tempérées* qui n'accusent pas
plus de 15° au thermomètre centigrade (386 sources);

2° Les eaux *thermales* proprement dites dont la température excède 15 degrés (642 sources) (1).

M. Jacquot, inspecteur général des mines, dans un
rapport officiel à M. le ministre du Commerce (1881)
constate que les sources minérales sont surtout nombreuses dans les districts montagneux. « C'est la consé-

---

(1) Voici le nom de quelques-unes des sources qui ont la température la plus élevée :

Chaudes-Aigues (Cantal)	81° C.
Ax (Ariège) et Amélie-les-Bains (Pyr.-Orient.)	77° —
Plombières (Vosges)	68° —
Bourbonne (Haute-Marne)	65° —
La Bourboule (Puy-de-Dôme)	60° —
Bourbon-Lancy (Saône-et Loire)	56° —
Bourbon-l'Archambault (Allier)	53° —
Néris (Allier)	52° —

quence du mode de gisement de celles d'entre elles qui sont thermales. De pareilles sources ne peuvent exister, en effet, qu'à une double condition ; d'une part, un réservoir dont la profondeur est d'autant plus grande que la température est plus élevée ; de l'autre, une fente dans l'écorce terrestre, presque constamment accompagnée d'une dénivellation, ou une faille pouvant leur servir de cheminée ascensionnelle.»

Conformément à ces principes, la presque totalité des sources thermales se trouve dans la dépendance des quatre chaines principales de la France :

1° Les montagnes du Centre vulgairement connues sous le nom de Plateau central ;

2° Les Pyrénées avec les Corbières et les collines du Béarn, de la Chalosse et de l'Armagnac ;

3° Les Alpes ;

4° Les Vosges (1).

IV

Caractéristiques et spécialisation des diverses stations.

1° Pougues-les-Eaux (Nièvre).

Source Saint-Léger à une température de 12° 5'. Débit de 5 litres à la minute. Éléments minéralisateurs 5 gr. 502 (Carnot).

---

(1) Les 1200 sources minérales existant en France, en 1881, sont très inégalement répandues sur la surface du territoire.

C'est le département du Puy-de-Dôme qui tient la tête de liste avec 130 sources. Celui des Pyrénées-Orientales en compte 100 ; l'Ardèche 77 ; les Vosges 76 ; l'Ariège 69 ; les Hautes-Pyrénées 64. Viennent ensuite 4 départements possédant entre 30 et 40 sources (la Loire 38 ; le Cantal 34 ; la Haute-Garonne et les Basses-Pyrénées, chacun 31.)

Le *débit* total des sources exploitées en France, peut être établi en nombre rond à 47,000 litres à la minute, environ 680,000 hectolitres par 24 heures.

— Eau bicarbonatée, calcique, sodique et ferrugineuse Elle est en outre très gazeuse (JACQUOT).

Conférence du Dr Bovet. — L'eau minérale de Pougues-Saint-Léger est remarquable par la proportion d'acide carbonique libre (plus de 3 gr. par litre), et de bicarbonate de chaux, soude, fer et magnésie qu'elle contient.

M. Bovet est parvenu à doser l'iode, l'arsenic et la lithine dans l'eau minérale de Saint-Léger. Pour lui, cette source occupe une place spéciale dans la classe des eaux bicarbonatées, calciques, magnésiennes, arséniées, mono-sodiques, ferrugineuses et iodées.

Applications. — Les états morbides présentant une certaine suractivité : *dispepsie, gastralgie, anémie, entérite chronique.*

Les récentes observations cliniques de M. le Dr Martineau, sur le traitement du diabète chez les arthritiques par l'eau de Seltz lithinée arsénicale, et la présence dans les eaux de Saint-Léger de ces trois éléments minéralisateurs, acide carbonique, arsenic et lithine (4 milligrammes) indiquent son administration dans certaines formes du *diabète.* (Azoturie peu marquée.)

Dans ces derniers temps l'exportation des eaux de Pougues a pris une extension notable, et on la voit très recherchée comme eau de table.

Les perfectionnements apportés par notre collègue M. Jéramec (directeur de la Compagnie propriétaire) dans le captage et l'embouteillage de la source Saint-Léger, justifient pleinement ce succès.

Dans le puits Saint-Léger (dit n° 1), le griffon se trouve à une profondeur d'environ 4 mètres au-dessous d'une plaque de fonte percée de trous, qui donne passage à l'eau minérale, soit à $2^m,08$ au-dessous du trop-plein.

L'eau qui sourd des profondeurs de la terre vient donc s'emmagasiner dans un espace de un mètre de diamètre et de 6 mètres de hauteur (5me environ). — Or, comme le débit de la source est seulement de 12,000 litres en

24 heures, on voit que l'eau minérale doit être émise pendant dix heures pour remplir le puits ; elle est donc *stagnante* pendant tout ce temps, et soumise à toutes les influences de décomposition résultant du départ de l'acide carbonique, de l'action de l'air, de la chaleur et de la lumière, — influences souvent aggravées par certaines conditions météorologiques ; aussi l'eau se troublait-elle en déposant un résidu jaune rouille sur les parois du puits. — Pour l'eau transportée, et puisée à ce puits n° 1, on se voyait obligé de la surcharger de gaz acide carbonique, recueilli sur le griffon lui-même, procédé très usité encore dans beaucoup d'établissements, bien qu'il soit interdit par l'Académie de Médecine.

M. Jéramec, après des essais divers, a posé sur la plaque de fonte un tuyau d'ascension de $0^m,10$ de diamètre, dans lequel s'élève l'eau, de manière à accélérer la vitesse d'écoulement dans la proportion de 1 à 100, en supprimant ainsi toute la stagnation de l'eau dans le puits.

Sur ce tuyau, et tout près de la plaque de fonte, ont été greffées deux conduites horizontales d'un débit moindre, qui amènent l'eau sous pression : l'une à une nouvelle buvette dite Saint-Léger (n° 2), qui est située dans le parc même, à une petite distance du puits originel ; l'autre à l'embouteillage.

L'eau ainsi amenée à la Buvette n° 2, à l'abri du contact de l'air, conserve toutes les propriétés physiques et chimiques qu'elle a au griffon même du puits Saint-Léger, et est véritablement à l'état naissant.

Des expériences variées, par tous les temps et en toute saison, ayant démontré la justesse de la conception du directeur de la Compagnie (ancien élève de l'Ecole Polytechnique), il ne restait plus qu'à imaginer une disposition d'appareils permettant de puiser commodément l'eau du puits n° 2.

Cette disposition a été réalisée par un jeu de robinets automatiques sur la conduite d'embranchement, ouverture et fermeture obtenues par la pression d'une longue perche à roulettes, glissant sur de minces rails métalliques, perche portant à son extrémité inférieure une petite caisse en bois, où la femme préposée à la distribution de l'eau, dépose préalablement les deux verres.

De la sorte, du haut d'une galerie circulaire, la femme fait glisser la perche jusqu'au fond du puits, remplit les verres par simple pression sur les robinets, et les ramène à la hauteur de la grille placée au niveau du sol où stationne le buveur.

Bien plus, le verre se remplit par le fond, et ainsi est évitée toute déperdition de gaz et toute altération, même pendant la période de remplissage du verre.

Aussi l'eau de cette Buvette est toujours fraîche, toujours limpide, toujours pétillante.

Il faut avoir bu sur place, alternativement, l'eau du puits n° 1, et celle du puits n° 2, pour se convaincre de la réalité des faits.

Nous vous demandons bien pardon de la minutie de ces détails, mais ils expliquent parfaitement la nécessité de l'art de l'ingénieur dans le maniement de liquides d'une extrême délicatesse.

La réussite complète de l'aménagement du puits Saint-Léger n° 2 devait conduire M. Jéramec à un perfectionnement considérable dans l'embouteillage des Eaux transportées.

Une seconde conduite, ayant directement son ouverture sur le griffon du puits n° 1, a été installée et dirigée sur le hangar d'embouteillage en la tenant toujours horizontale et au niveau du griffon — un vaste puits en maçonnerie, à 4 mètres de profondeur, où l'on descend par des gradins en fer, permet aux ouvriers de remplir les bouteilles aux robinets soudés sur le point d'arrivée de la conduite qui amène l'eau à tuyau plein. Ici, un petit artifice d'ingénieur représenté par un tube entonnoir qui descend au fond de la bouteille assure son remplissage de bas en haut, tout en maintenant une surface liquide toujours la même au contact de l'air extérieur. Le bouchage à la mécanique se fait sur place, au fond du puits.

Nous nous sommes tous assurés *de visu* que l'eau ainsi embouteillée, et destinée au transport, est aussi pure et aussi agréable à boire que l'eau prise au griffon. En outre, elle se conserve sans altération, point capital pour les Eaux à boire loin des sources.

De leur visite à Pougues nos collègues auront donc rapporté cette conviction : que l'eau de Saint-Léger que l'on sert sur nos tables, ou que consomme le malade sur la prescription de son médecin, n'est pas artificiellement gazéifiée, et qu'elle reste à Paris telle que la nature la fournit dans le Nivernais.

Saint-Honoré-les-Bains (Nièvre).

Les eaux de Saint-Honoré sont à la fois *sulfurées sodiques et arsénicales.* Les Drs Allard et Collin ont beaucoup insisté sur l'analogie qui existe entre Saint-Honoré et les Eaux-Bonnes (Basses-Pyrénées). Ses principales sources présentent la thermalité suivante :

Grotte. . . . . 22° C.
Crevasse . . . . 26° C.
Romains. . . . . 31° C.

Le débit de toutes les sources réunies s'élève à 900,000 litres d'eau par 24 heures « une véritable rivière sulfureuse ».

La présence de l'arsenic (4 milligrammes par litre) a été constatée récemment par MM. Odin et Cotton, et, d'après notre collègue, M. le Dr Binet, le sel s'y trouverait à l'état d'arséniate de soude (arsénite de soude d'après M. Gautrelet).

La *sulfuraire* de Fontan se présente dans les canaux de déversement sous la forme de nombreux filaments blancs ressemblant à de la charpie très fine et réunie en masse.

Conférence Collin. — Le Dr E. Collin pose en principe que toutes les maladies chroniques sont influencées par quatre grandes diathèses, en prenant ce mot dans son acception propre de *prédisposition* :

L'*arthritisme* le principe, le père du rhumatisme;

L'*herpétisme* tel que le comprenait Bazin avec ses liaisons étroites avec l'arthritisme;

La *scrofule*, cet état intermédiaire entre le lymphatisme et la tuberculose;

La *syphilis* primitive et directe, ou par ses ascendants.

Ceci posé, pour le savant inspecteur, les eaux minérales, les sulfureuses comme les arsenicales, n'exercent pas une action spécifique contre la diathèse, mais elles possèdent une spécification particulière qui fait que les eaux de Saint-Honoré sont indiquées : dans l'arthritisme, lorsque le malade est affaibli, anémique, et quand surtout la diathèse est accompagnée d'herpétisme ;

Dans la scrofule, lorsqu'elle se traduit par des localisations cutanées, muqueuses, articulaires ou osseuses;

Dans la syphilis, à titre de *pierre de touche*.

Les eaux de Saint-Honoré agissent en ce cas de trois manières : — En dévoilant la diathèse quand elle est à l'état latent; en aidant au traitement spécifique; en modifiant heureusement la cachexie mercurielle.

Il faut remonter à une cinquantaine d'années pour trouver l'indication précise des eaux de Saint-Honoré au traitement de la phtisie pulmonaire.

M. E. Collin, avec la grande majorité des praticiens de nos jours, croit à sa curabilité, mais l'importance capitale des eaux minérales réside surtout dans la mise en œuvre d'un traitement prophylactique rationnel, alors qu'il est encore temps de relever une constitution affaiblie, ou de modifier les premières manifestations du lymphatisme, de la scrofule, de l'arthritisme. « Dans ces conditions données, les eaux de Saint-Honoré sont bien supérieures à toutes les préparations pharmaceutiques. »

Le traitement curatif de la phtisie pulmonaire confirmé par lese aux de Saint-Honoré, doit plus viser l'état général du malade que les lésions locales du poumon.

C'est ici que trouve sa raison d'être la méthode de *l'inhalation* qui forme pour ainsi dire une spécialité de la station.

Voici l'état actuel de la salle d'inhalation de Saint-Honoré : haute de 4^{m}75, large de 11 mètres avec 7 mètres de profondeur, elle est éclairée par un large vitrage qui la sépare de la salle centrale de l'établissement.

De chaque côté de la porte d'entrée, et situées de manière à ce que les malades puissent s'asseoir ou se promener autour d'elles, se trouvent deux ouvertures en forme de puits de 2 mètres de profondeur sur 1^{m}50 de largeur.

A leur centre s'élève à une hauteur de 0^m,80 un tuyau amenant directement l'eau de la crevasse (26 C.). Au-dessus de ce tuyau peuvent se visser deux appareils différents (1) construits sur les indications de M. E. Collin, et dont le but est de diviser l'eau autant que possible, afin d'avoir, avec une quantité de liquide relativement faible, un dégagement considérable d'hydrogène sulfuré.

L'eau sulfureuse divisée à l'infini par les deux appareils, remplit la salle de vapeurs hydrosulfurées, humides et dépouillées d'un excès de vapeur d'eau à la température de 18 à 20 C.

M. Collin a fait plusieurs tentatives pour savoir : si, dans les vapeurs spontanées des salles d'inhalation, et dans les vapeurs forcées des cabinets de douches chaudes, il

---

(1) *A.* Boule creuse percée à la partie supérieure de plusieurs rangées de trous très petits.

B. Boule également creuse de la circonférence de laquelle partent horizontalement huit tubes qui se subdivisent eux-mêmes en deux, se recourbent et tendent à se réunir après avoir formé un cercle incomplet.

existait des traces d'arsenic, mais ses expériences, ainsi que les analyses chimiques de M. Huguet, sont restées jusqu'ici négatives.

Bourbon-Lancy (Saône-et-Loire).

D'après les analyses chimiques faites, sur place, par le Dr Frantz Glénard, de Lyon, l'eau de Bourbon-Lancy est *chlorurée, sodique,* alcaline mixte, phycogène, renferme du fer, de l'arsenic, du manganèse, de l'iode, de la lithine en quantités appréciables. Sa minéralisation est de 1 gr. 82 par litre ; la température de sa principale source est de 56° : Les cinq sources (Lymbe, Saint-Léger, Valois, la Reine, Descures) ont une composition à peu près égale, une température variant de 46 à 56° centigrades avec un débit de 400,000 litres en 24 heures.

Elles sourdent dans la cour centrale de l'établissement au bas d'une chaîne de rochers de granit (60 mètres de longueur, 15 de hauteur) taillés à pic par les Romains.

Des cinq puits de forme octogonale, à margelles de pierres de taille, qui les renferment, s'échappent d'abondantes vapeurs ; des algues de couleur émeraude flottent à la surface de la nappe d'eau chaude, et tapissent les parois aussi profondément que l'œil peut pénétrer la masse liquide. Les bulles gazeuses qui la font bouillonner sont constituées par l'azote et l'oxygène dans la proportion de 10 à 1.

L'Établissement, de construction moderne et très bien aménagé, renferme entre autres des chambres à étuve humide, des bains romains creusés dans le roc dans lesquels on descend par cinq marches, une grande salle d'inhalation avec seize appareils de pulvérisation pour douches pharyngiennes.

Dans le parc de l'établissement une vaste piscine de natation de 190 mètres carrés.

Nous avons eu le plaisir d'entendre à Bourbon-Lancy deux causeries-conférences du plus haut intérêt.

M. le Dr Berthet, médecin inspecteur, en traitant la partie historique, a reporté notre pensée aux xvie, xviie et xviiie siècles, alors qu'à l'exemple de Henri III et de Henri IV, princes et princesses, grands dignitaires de la Cour, ministres et dames auteurs, improvisaient fêtes sur fêtes « pour passer joyeusement le temps ».

En traitant la partie technique de l'administration des eaux, il nous a initiés aux divers procédés de balnéation, d'inhalation, d'étuves d'hydrothérapie qui ont une importance capitale dans la cure thermale. M. le Dr Goëde, le doyen des médecins consultants, en se réservant la partie thérapeutique, a exposé, en praticien compétent et consciencieux, les indications et la spécialisation des eaux de Bourbon-Lancy, insistant d'une manière formelle sur les contre-indications ; nous l'avons applaudi de grand cœur lorsqu'il a protesté contre la fâcheuse tendance des propriétaires de sources minérales à faire de leurs eaux, dans des prospectus guides ou instructions, des panacées contre toutes les maladies possibles.

« La composition chloruro-sodique des sources de Bourbon-Lancy et leur haute thermalité indiquent *a priori* une grande activité que l'expérience a confirmée. D'une manière générale, elles sont toniques et excitantes, produisent un remontement de tout l'ensemble de l'organisme, une excitation plus ou moins prompte et durable suivant le mode de leur application et de leur température.

La tradition a associé l'idée de rhumatisme avec celle de traitement par les eaux de Bourbon-Lancy. Cette conception est toujours juste, quand il s'agit de rhumatisme chronique, de rhumatisme à forme névropathique.

Dans le rhumatisme viscéral (surtout du cœur) la *contre-indication des eaux de Bourbon est absolue.*

Pour les sciatiques, il est difficile d'après M. Goëde de

formuler un traitement thermal uniforme, en raison
même des variétés multiples de cette maladie. Ce qu'il
peut affirmer, c'est que les douches très chaudes, et de
courte durée, réussissent parfaitement dans les sciatiques
rhumatismales, névralgiques, congestives *a frigore* qui
sont en somme les plus nombreuses. »

BOURBON-L'ARCHAMBAULT (Allier).

*Eaux chlorurées sodiques, bicarbonatées, iodo-bromu-
rées.* — La température prise au griffon est de 25° 25 C.

D'après les analyses récentes de M. Wilm, chaque litre
d'eau contient un poids total de 3 gr. 18 d'éléments minéralisateurs dont les principaux sont ainsi répartis :

	gr.
Acide carbonique libre ou comprimé .	1,041
Carbonates alcalins et terreux, silice .	0,881
Chlorure de sodium	1,770
Chlorure de lithium.	0,014
Bromure de sodium	0,004
Iodure, arsénicale, fluor, cuivre (1). .	traces

« La source thermale de Bourbon-l'Archambault, écrit
M. Jacquot, prend naissance à 20 kilomètres de la ville, à
l'ouest de Moulins, et à une distance à peu près égale du
plateau central vers le nord. Elle émerge d'un filet de
roches cristallines qui se trouve dans la dépendance manifeste de ce plateau. Elle rentre en conséquence dans la
catégorie des nombreuses sources disposées à la périphérie des montagnes du centre de la France, et qui doivent
leur existence aux failles que l'on rencontre à la base de
ces montagnes. »

La source, à son arrivée à Bourbon-l'Archambault, est

(1) Nous n'avons, croyons-nous en France, de sources minérales
contenant du cuivre, à dose appréciable, que celle de Saint-Christau
dans la vallée d'Aspe (Basses-Pyrénées).

captée sur le gneiss dans une enceinte dont la base de construction romaine a servi de fondement à la voûte dont Gaston d'Orléans fit recouvrir cette citerne. Elle a un débit de 1200 mètres cubes en 24 heures.

Puisée sur ce point par quelques coups de pompe, elle est claire, limpide, chargée de bulles gazeuses d'une saveur légèrement salée.

Le grand établissement thermal de Bourbon-l'Archambault dit *Nouveaux Thermes* (propriété de l'État, concédée cette année à une Compagnie fermière représentée par le Dr Noir), a été construit sur les plans de M. Lecœur. architecte du gouvernement. Il peut être à bon droit considéré comme un modèle du genre.

Sa façade est monumentale, et l'aspect intérieur du rez-de-chaussée et des deux étages de galeries, exerce sur les yeux et sur l'esprit une impression des plus agréables. Partout la lumière à profusion, partout le confort dans les cabinets de bains, de douches, dans les piscines, dans les étuves.

L'hydrothérapie, le massage, la révulsion externe (ventouses par *cornets* en cornes de taureaux amincies) y sont habilement et utilement pratiquées.

Au moment d'aborder la spécialisation thérapeutique de cette source thermo-minérale, une première réflexion se présente à la pensée : Comment une eau à minéralisation totale si faible (3 grammes), et à éléments minéralisateurs si répandus dans la nature (acide carbonique, chlorure de sodium, traces de bromure et d'iodure) peut-elle exercer sur l'organisme des effets physiologiques et thérapeutiques énergiques précis et constants? (1)

Sur ce point l'expérience seule a pu concilier les résultats de l'analyse chimique, et les observations de la clinique.

---

(1) Les symptômes d'éruptions cutanées compris sous le terme générique de *poussée* consistent principalement en plaques scarlatiniformes papuleuses, ou vésiculeuses, plus accusées dans les années chaudes, ou par les temps orageux.

Dans sa causerie-conférence M. Regnault, inspecteur, nous a exposé, preuves cliniques en main, les résultats obtenus par les eaux de Bourbon-l'Archambault (avec le cortège des accessoires et procédés balnéaires, autrement dit la technique thermale de la station) dans le traitement des *paralysies*, et dans celui du *rhumatisme chronique*.

La question des paralysies avait été portée, en 1856, devant la Société d'Hydrologie de Paris par les Drs Regnault et Caillat, avec les deux propositions suivantes :

1° Dans les hémiplégies apoplectiques, le traitement sera d'autant plus efficace qu'il sera appliqué à une époque plus rapprochée de l'accident :

2° La guérison sera d'autant plus prompte que les moyens employés pour la combattre auront été moins nombreux, moins énergiques, moins débilitants.

Si la discussion devant la Société n'a pas fourni l'explication des faits en contradiction avec les errements du passé, ces faits, en tant qu'observations cliniques, n'ont pu être révoqués en doute.

De par l'expérience de M. Regnault et de ses confrères de la station (civils et militaires), l'on a constaté, en 1887, les mêmes améliorations et guérisons que l'on avait signalées en 1856. Pour la question du rhumatisme M. Regnault s'est résumé en ces termes dans sa causerie :

« Par leur thermalité élevée, leur composition chimique, et les procédés qu'on y emploie, les eaux de Bourbon s'adressent à toutes les formes et variétés de rhumatisme chronique, mais d'une façon toute spéciale aux rhumatisants de condition lymphatique, lymphatico-sanguine et strumeuse. »

Eau de Saint-Pardoux, eau ferrugineuse silicatée gazeuse, eau de table.

D'après M. Wilm, sa minéralisation en principes fixes est très faible, 0^g,157 par litre, ce qui explique son extrême digestibilité. La partie soluble de ce résidu est alcaline et l'alcalinité est due principalement à du silicate de sodium, car après évaporation, on ne remarque qu'un très faible dégagement d'acide carbonique lorsqu'on l'acidule.

Acide carbonique libre ou combiné . . 2^{gr}17
Carbonate ferreux et manganeux. . . 0.008

Vichy (Allier).

Eaux alcalines, bicarbonatées sodiques (prototype des eaux de la deuxième classe). Toutes les eaux du bassin de Vichy donnent une minéralisation totale qui oscille autour du chiffre de 8 grammes par litre, dont 5 grammes en moyenne représentés par le bicarbonate de soude. — La température desdites sources est comprise entre les limites de 12° C. pour les *Célestins*, et de 44° C. pour le *Puits Chomel*. — Le débit, par 24 heures, est également très variable et monte de 2,600 litres *(Puits Chomel)*, à 98,000 litres *(Grande Grille)*. — La source *Mesdames* contient, en outre, 0.026 de protoxyde de fer. Dans les diverses sources la proportion d'arséniate de soude varie de 0.001 à 0.003 (1).

La situation géologique des orifices par lesquels ces sources arrivent au jour se trouve dans des terrains lacustres de l'époque du miocène, superposée aux terrains de granit et de porphyre rouge quartzifère.

Avant le départ de Paris pour les stations du Centre,

---

(1) Tableau de la température, minéralisation, et débit des cinq sources principales (Analyses Bouquet 1852 et Wilm 1884).

SOURCES	TEMPÉRATURE	MINÉRALISATION TOTALE	BICARBONATE DE SOUDE	DÉBIT
1. Grande Grille.	41°8 C.	7^{gr}91	4^{gr}88	98,000 lit
2. Puits Chomel .	44° —	7.95	5.09	2,600
3. Hôpital. . . .	30° —	8.22	5.02	60,000
4. Les Célestins .	12°6 —	8.41	4.71	23,000
5. Mesdames . .	16° —	7.81	4.01	20,000

nous avons pensé qu'il y aurait opportunité à publier sur l'établissement thermo-minéral de Vichy, la série des renseignements techniques que nous avions recueillis, sur place, à diverses époques.

Cette étude insérée dans le Bulletin de la Société (*Journal d'Hygiène*, n° 567, 4 août 87), sous le titre *Vichy souterrain et industriel*, peut nous dispenser d'entrer ici dans des détails trop circonstanciés.

Nous sommes heureux de constater que tous nos collègues ont pu apprécier, sur place, et *de visu*, la parfaite exactitude des faits et des descriptions. Tous ont admiré la profonde science des ingénieurs des mines qui ont présidé à l'aménagement de ces précieuses sources ; tous, aussi, ont applaudi aux efforts incessants de la Compagnie fermière pour maintenir l'établissement thermal à la tête des établissements similaires, aussi bien en France qu'à l'étranger (1). (Rappelons seulement que le chiffre des eaux de Vichy transportées (toutes sources) s'élève annuellement à plus de six millions de bouteilles (6,282,569 en 1886). Quant au chiffre des baigneurs, malades ou touristes, il a atteint cette année 50,000 !

Par suite de regrettables conflits entre les membres du corps médical très nombreux de Vichy, divisé en plusieurs clans (médecins officiels, médecins libres, membres de la Société médicale, membres de la Société d'hygiène, etc.), nous n'avons pas eu la bonne fortune d'entendre dans une causerie-conférence (que nous avions préalablement réclamée en termes très confraternels et très corrects au Président de la Société Médicale, et au Médecin inspecteur) un exposé méthodique de la spécialisation thérapeutique des principales sources du Bassin de Vichy. Fort heureusement, la Caravane avait, dans cet ordre d'idées, des guides très compétents ; d'abord M. le Dr Farges de l'Ecole

---

(1) Les deux salles d'hydrothérapie de la station peuvent servir de modèle à l'installation des salles similaires.

de médecine d'Angers ; en second lieu nos collègues MM. Gautrelet et Peyraud, qui ont fait l'an dernier, à la Société, une communication des plus remarquables sur la *Cure thermale* de Vichy.

En dernier lieu, M. le Dr Grellety (l'inspirateur de la Caravane), et votre Secrétaire général parlant par expérience personnelle.

N'oublions pas, d'ailleurs, que les Eaux *bicarbonatées sodiques* sont, de toutes, les mieux connues par les praticiens de Paris et des départements. Leurs applications sont si générales, si variées, et si indispensables, que si, par impossible, elles venaient un jour à disparaître de la surface du globe, l'art médical devrait se couvrir d'un long crêpe de deuil.

Mais revenons à notre sujet, pour le serrer de plus près, au point de vue des applications thérapeutiques.

Jusqu'à ces derniers temps on spécifiait ces applications de la manière suivante :

Source de l'*Hôpital :* pour les affections de l'appareil gastro-intestinal.

Source de la *Grande Grille :* affections de l'appareil hépatique.

Source des *Célestins :* affections de l'appareil urinaire et goutte.

Source de *Mesdames :* chlorose et anémie.

Cette classification trompeuse conduit à une pratique incorrecte, à des résultats mauvais. L'observation clinique démontre que, dans l'étude d'une eau minérale quelconque, il faut tenir compte de la double action qu'elle possède : son *action* générale d'une part (altérante et reconstituante ; (son *action locale* d'autre part), celle-ci résolutive ou substitutive).

Or, à ce point de vue, toutes les sources de Vichy, la *Grande Grille* comme l'*Hôpital*, possèdent l'action altérante, laquelle s'adresse aux diathèses de l'assimilation, mais dans le choix de ces dernières, il faut, de par l'expérience, tenir compte d'abord de la température de l'eau à son point d'émergence, ensuite de certaines conditions de l'organisme et de l'organe, qui se résument dans ces deux manières d'être : l'irritabilité et la torpidité.

Pendant que l'eau de l'*Hôpital* est parfaitement tolérée par l'estomac, et que, en sa qualité d'eau douce et chaude, elle convient parfaitement lorsqu'il existe un état *irritable*, la *Grande Grille* au contraire semble avoir une affinité particulière avec l'appareil hépatique, surtout quand prédominent des phénomènes *torpides*.

Si la source des *Célestins* exerce sur l'appareil urinaire une action identique à celle de la *Grande Grille* sur l'appareil hépatique, il ne faut pas perdre de vue qu'elle *exagère* tous les états irritables.

Quant à l'action de la source ferrugineuse de *Mesdames*, elle est très bien justifiée par l'ensemble des phénomènes généraux de chloro-anémie qu'il s'agit d'amender et de combattre.

Vous voyez par là combien il est indispensable de faire intervenir dans la spécialisation des sources de Vichy, ces deux facteurs essentiels ; la *thermalité* et les *contre-indications* dérivant de la modalité morbide des organes.

N'est-ce pas ici le moment de rappeler ces sages paroles d'un savant rapporteur de la Commission des Eaux minérales à l'Académie de Médecine.

« La chimie nous apprend à caractériser, à classer les eaux minérales, nous montre les analogies qu'elles ont entre elles, nous fait pressentir quelques-unes de leurs propriétés, en nous indiquant les principes minéralisateurs prédominants ; mais c'est à l'*observation clinique*, à l'*autorité des faits multipliés* de déterminer leur action thérapeutique. »

Un dernier mot avant de quitter la station de Vichy. Il s'applique à la communication de MM. Gautrelet et Peyraud, à laquelle les nouvelles recherches de cette année apportent une confirmation formelle.

Pour donner une explication plausible du mode d'action différent des quatre types d'eaux minérales de Vichy, nos collègues tiennent grand compte de la thermalité, non pas considérée *isolément*, et en elle-même, mais de cette même thermalité dans ses qualités de « dissociation » quant à l'acide carbonique de ses eaux.

Cette conception les conduit à ces conclusions :

1° Les eaux bicarbonatées sodiques de Vichy se partagent en quatre groupes à effets thérapeutiques distincts, auxquels correspondent cliniquement quatre genres nettement définis :

Deux chaudes : l'une simple, type Hôpital ; l'autre sulfureuse, type Grande Grille ;

Deux froides ; l'une carbonique, type Célestins ; l'autre ferrugineuse, type Mesdames ;

2° Une atmosphère surchargée de gaz acide carbonique, et jouissant de ce fait de propriétés thérapeutiques complémentaires, très réelles, *toniques* d'une part, *sédatives* de l'autre ;

3° C'est cet ensemble de conditions spéciales caractéristiques qui constitue *la Cure thermale de Vichy*.

En guise de *post-scriptum* nous rappellerons les visites faites par la Caravane :

1° Aux sources de Saint-Yorre et de Cusset de même nature que celles de l'établissement de Vichy avec des applications analogues ;

2° La source intermittente de Vesse gazeuse, sulfureuse, très intéressante au point de vue géologique et dont l'explication des phénomènes se rattache à la formation des geysers d'Islande.

Un fait à noter : des perturbations dans le jaillissement de la source avaient précédé les commotions de tremblements de terre qui, l'an dernier, ont désolé le midi de la France et les rives septentrionales de l'Italie.

3° Le Hammam vaporifère installé par l'initiative privée dans les conditions les meilleures d'agencement et d'appareils, avec la possibilité d'utiliser les inhalations d'oxygène et les bains d'acide carbonique.

4° Un établissement de bains thermo-résineux, d'après la méthode de notre sympathique vice-président M. Chevandier de la Drôme.

NÉRIS (Allier).

Les eaux de Néris rentrent pour M. O. Keller dans la 4ᵉ classe, celle des *chlorurées sodiques :* d'autres auteurs les rangent dans les *alcalines salines faibles-hyperthermales.* Ces eaux émergent du granit à grain fin. Leur minéralisation totale est très faible (1 gr. 265 d'après M. Jules Lefort ; formé par des bicarbonates alcalins, et 0.178 de chlorure de sodium). L'analyse des gaz dissous dans un litre d'eau fournit 13 centigrammes d'azote et 0.049 centigrammes d'acide carbonique libre. La principale source de la station sourd à une température de 52° centigrades. Le grand établissement de Néris est resté pendant longtemps le plus judicieusement et le mieux organisé. Ses salles de bain, ses piscines, ses grands réservoirs de réfrigération, sont encore des modèles du genre.

En répétant à Néris ses belles recherches sur l'air atmosphérique de Vichy, notre savant collègue M. Gautrelet y a dosé une quantité moyenne d'acide carbonique de 18 dix-millièmes par litre s'élevant quelquefois à 50 dix-millièmes (en cas d'orage par exemple), c'est-à-dire lors des dépressions barométriques, par le fait de la dissociation plus active en cas de diminution de la pression.

Ces perturbations atmosphériques jouent un grand rôle dans la production, et la manière d'être, des algues ou conferves, dont on aperçoit la richesse de végétation dans les bassins chauds qui entourent le grand établissement. Suivant certaines conditions de niveau et de température, ces conferves aux couleurs vertes les plus variées forment des pyramides, des arceaux, des tiges, des colonnes, pouvant atteindre jusqu'à un mètre de hauteur.

Ces conferves qui reçoivent, sur place, quelques applications thérapeutiques, contiennent alors qu'elles sont desséchées, d'après les analyses de M. Jules Lefort, pour 100 part'es : 56 de sels fixes (parmi lesquels dominent le carbonate de chaux (25), l'oxyde de fer (2), le silice (22.1) et 44 parties de matière organique.

Deux faits caractérisent les eaux de Néris ; d'une part leur action éminemment calmante démontrée par l'observation clinique la plus variée ; de l'autre leur haute thermalité. — Ces caractéristiques justifient leurs indications thérapeutiques, dans le traitement des maladies du système nerveux, et des maladies des femmes, et dans celui des affections rhumatismales.

Nous nous bornerons à ces généralités, voulant laisser à nos collègues le plaisir de lire la savante leçon de clinique hydrologique qui a été faite à la Caravane par M. le Dr de Ranse. Ils y verront établies, d'une manière magistrale, les indications et les contre-indications des eaux de Néris.

Chateauneuf (Puy-de-Dôme).

Les eaux de Châteauneuf *chloro-bicarbonatées moyennes* (O. Keller) émergent au contact des roches granitiques avec des roches porphyriques.

Les nombreuses (22) et remarquables sources qui forment la station thermale de Châteauneuf sont espacées dans une longue vallée qu'arrose la Sioule : Elles ont une température qui varie de 11° à 36° C. et peuvent être divisées en 3 groupes.

1e Eaux froides ferrugineuses et gazeuses (de 42 à 62 milligrammes de carbonate de fer unis à environ

29 gr. d'acide carbonique) : Petit-Rocher, Morny, Petit-Moulin ;

2° Eaux thermales ou froides bicarbonatées mixtes : Le Pavillon, Desaix, la Pyramide ;

3° Eaux bicarbonatées magnésiennes.

Les deux principaux établissements de la station sont ceux des Grands-Bains et du Petit-Rocher. (L'un et l'autre sont aujourd'hui mieux aménagés qu'autrefois, et s'efforcent de se munir des ressources modernes de la balnéothérapie et de l'hydrothérapie sous ses diverses formes et applications.)

Les sources de Châteauneuf ont été analysées sur place par M. Jules Lefort.

	MINÉRALISATION TOTALE	BICARBONATES ALCALINS	BICARBONATES DE FER
Grand bain chaud. . .	4^{gr}239	2^{gr}344	0,034
Morny	5.366	1.308	0.055
Fontaine du Petit-Rocher	4.458	1.738	0.012

L'acide carbonique libre varie dans les limites de 1 gr. 195 (Grand-Bain) à 2 gr. 350 (Morny). D'une manière générale, on peut dire que Châteauneuf tient le milieu entre les eaux alcalines franches comme Vichy et Vals, et les eaux alcalines mixtes comme celles de Royat.

La spécialisation des diverses sources de Châteauneuf se trouvera exposée, avec précision, dans la causerie-conférence qui a été faite par notre distingué collègue le Dr Boudet.

Les états morbides susceptibles d'être heureusement modifiés par les eaux de Châteauneuf, en raison de leur minéralisation, de leur thermalité et de leurs installations balnéaires sont, d'une part :

Les rhumatismes et les diverses manifestations de la diathèse arthritique ; de l'autre les affections chloro-anémiques et les dyspepsies. Tous les médecins de la station, anciens ou actuels, s'accordent à reconnaître leur utilité dans les affections des voies digestives, alors que l'on peut éliminer l'altération organique.

C'est cette efficacité incontestable et incontestée qui les a sauvées de l'oubli. « L'élément douloureux du rhumatisme trouve en effet, soit dans la thermalité de ces piscines, soit dans l'acide carbonique qui s'en dégage, une action sédative manifeste. » (Boudet.)

Disons, en terminant, que plusieurs sources de la vallée de la Sioule fournissent un contingent notable aux eaux *dites de table*, qui ont pris, au cours de ces dernières années, une généralisation des plus remarquables.

Chatel-Guyon (Puy-de-Dôme).

Chlorurées sodiques et magnésiennes, fortement gazeuses, bicarbonatées mixtes. Température de 28° à 37° C. (1 gr. 112 d'acide carbonique libre par litre), (Magnier de la Source). La minéralisation totale est, par litre, de 8 gr. 391.

Le carbonate de fer est représenté dans la minéralisation, par litre, par 6 centigrammes, et le chlorure de lithium par 0.025.

La caractéristique chimique des eaux de Chatel-Guyon est la présence du chlorure de magnésium anhydre en quantité considérable (1^{gr},60) ce qui représente 5 à 6 grammes du même sel cristallisé.

Les recherches physiologiques de MM. Laborde et Baraduc ont démontré l'action remarquable du chlorure de magnésium sur la fibre lisse. Le phénomène de contraction que subissent au contact de ce sel les fibres lisses des vaisseaux sanguins de l'estomac et des intestins, expliquent parfaitement les propriétés décongestionnantes et déobstruantes de l'eau de Chatel-Guyon. Prise à l'intérieur, elle agit favorablement dans les congestions passives du foie et de l'utérus, et dans l'atonie de l'estomac.

La méthode de lavage de l'estomac est réalisée par une

installation spéciale avec le tube, à double courant, du Dr Aud'houy, modifié par M. Baraduc.

L'hydrothérapie, froide et chaude, est parfaitement installée dans les deux établissements de la station, et la balnéation s'y pratique dans des conditions exceptionnellement favorables, parce que l'eau arrive dans la baignoire directement de la source (avec toute sa minéralisation et sa gazéification), et parce qu'elle y est constamment renouvelée.

Ces bains, à 30 et 33° C., agissent énergiquement sur la peau qu'ils rougissent en quelques minutes.

Royat (Puy-de-Dôme).

Les eaux de Royat *chloro-bicarbonatées fortes* pour M. Keller, *chloro-alcalines mixtes* pour certains auteurs, et pour d'autres, *bicarbonatées mixtes, chlorurées sodiques, lithinées ferrugineuses et arsénicales*, émergent du terrain tertiaire (arkose).

Les analyses de M. Jules Lefort en 1857, et celles de M. Truchot en 1876, sont concordantes et établissent une minéralisation de 5 grammes de principes fixes, les sels étant dosés à l'état de bicarbonates.

La proportion des gaz est variable de 0,75 à 1,70 pour l'acide carbonique libre, de 0,42 à 0,58 pour le gaz azote.

Les sources les plus justement réputées, et par l'abondance de leur débit, et par l'harmonie de leur minéralisation, sont celles d'Eugénie à 35° C., de César (28° C.), de Saint-Mart (30° C.), et de Saint-Victor (source froide à 20° C.).

La source Eugénie, l'une des plus belles du monde, s'élance du sol, en bouillonnant, par un jet qui y déverse 1000 litres par minute.

La station de Royat, justement dénommée l'*Ems français*, a pris dans ces derniers temps des développements très considérables dus à trois genres de causes : la valeur

thérapeutique de ses eaux ; les aménagements très bien
entendus dont elle a été dotée (bains à eau vive, —
douches de pieds système Boucomont,— salles de pulvérisation et d'inhalation à la température moyenne de 25°, —
hydrothérapie chaude et froide, — gymnastique médicale,
etc.) et enfin la valeur des travaux scientifiques signés
de médecins et de cliniciens de premier ordre. (Drs Nivet,
Allard, Boucomont, Fredet, Petit et tant d'autres).

Les eaux alcalines toniques et reconstituantes ont par
cela même une triple indication :

1° Maladies dites de misère physiologique : anémie,
chlorose, névrose, affections utérines consécutives, diabète et diabétide ;

2° Arthritisme lorsque, d'après les théories de Bazin,
l'état constitutionnel se traduit par une tendance générale
de l'économie à produire des quantités considérables
d'acide urique et de sels de cet acide ;

3° Affections des voies respiratoires, principalement
celles qui sont sous la dépendance de l'arthritisme.

Cette troisième indication générale a donné lieu à des
recherches, et observations cliniques, nombreuses et
importantes.

Gubler, partisan convaincu de la station de Royat, con-
seillait le traitement hydriatique de la tuberculose quand il
y avait éréthisme, prédisposition à la formation des
tubercules, et menaces d'accidents inflammatoires. Dans
ces cas l'atmosphère des salles d'aspiration paraît avoir
non seulement une influence sédative sur la circulation
générale, mais encore une action hyposthénisante plus
ou moins durable sur certains phénomènes locaux résultant, soit d'une excitation capillaire locale, soit d'une
perversion de l'influx nerveux. Rotureau donne aux eaux
de Royat la préférence sur celles d'Ems dans le catarrhe
pulmonaire, et dans l'asthme, alors qu'il ne reconnaît pas
pour cause une lésion organique.

Le Dr Fredet, après une étude complète de la question

en laissant de côté la vieille polémique des eaux sulfureuses des Pyrénées, et des eaux alcalines arséniées d'Auvergne, arrive à ces conclusions essentiellement pratiques :

1° Royat, par la tradition, son climat, la composition chimique de ses eaux, par ses méthodes de traitement, et par l'expérience clinique de chaque année, est indiquée dans la thérapeutique des maladies des voies respiratoires d'origine arthritique ou catarrhale, surtout quand les individus qui en sont atteints présentent en même temps de l'anémie générale;

2° Ses eaux ont une action sédative, anticongestive et résolutive, sur tout processus inflammatoire des organes de la respiration ;

3° Son altitude moyenne (450 mètres) met les malades à l'abri des variations atmosphériques subites et des brusques refroidissements.

Nos collègues trouveront dans la conférence de notre savant collègue et ami le Dr Boucomont, l'exposé méthodique des principales indications et contre-indications des eaux de Royat. Rappelons seulement ici que, dans le traitement de certaines formes de diabète, il accorde une réelle importance aux observations de M. le Dr Martineau, et il n'hésite pas à rapporter une partie de ses succès dans ces cas donnés, à la réunion harmonique dans les eaux de Royat de ces principes minéralisateurs : sels alcalins (3 gr. 50), arséniate de soude (20 milligrammes) et carbonate de lithine (35 milligrammes).

La Bourboule (Puy-de-Dôme).

Ces eaux minérales alcalines-chloro-arsénicales (2me classe de M. Keller) émergent du terrain primitif au contact du granit primordial et des tufs volcaniques dans un terrain mixte, où l'arsenic a été recherché en vain par les géologues et les chimistes.

Les sources utilisées sont :

	TEMPÉRATURE	ARSENIC MÉTALLIQUE (par litre)
1° Perrière.	60° C.	7^{mg}
2° Choussy.	54° C.	7
3° Fenestre n° 2.	19° 2′	0.9
4° Fenestre n° 1.	19° 1′	1

Spécialisation d'après la causerie du D^r Ad. Nicolas. — Autrefois la Bourboule était spécialisée par la cure de la scrofule, après avoir tenu une place importante pour la cure des maladies arthritiques parmi les eaux alcalines. Aujourd'hui elle a conservé cette double spécialisation que l'on recherche toujours dans le choix des dermatoses, des catarrhes chroniques et des états cachectiques qu'on adresse à cette station. Mais en réalité la clientèle de la Bourboule est beaucoup plus variée, en ce que, devenue une station d'enfants chez lesquels les eaux chlorurées sodiques et arsénicales combattent la disposition lymphatique dans ses expressions maladives avant même que le lymphatisme n'ait dégénéré en scrofule, elle est par cela même une station de famille. Les médecins de la station, ayant à soigner dans ces familles des malades qu'on ne leur eût pas adressés directement, ont pu élargir sans difficulté le champ de l'expérimentation clinique, tandis que d'autre part les correspondants pouvaient juger au retour les effets de la cure dans ces cas variés. Et comme l'arsenic est un médicament d'une application très générale, tout concourut aux progrès de la station et à l'extension de sa clientèle.

C'est ainsi que les maladies des voies respiratoires pour lesquelles la Bourboule était si redoutée naguère, figurent aujourd'hui presque pour moitié dans le total des malades qu'on y envoie ; et les médecins de la station ont beaucoup moins fait pour cela que les médecins étrangers.

Actuellement, les affections respiratoires y sont aussi nombreuses que les dermatoses et les rhumatismes.

Lymphatisme et scrofule, maladies des enfants, maladies arthritiques, dermatoses, maladies des voies respiratoires, affections catarrhales de presque toutes les muqueuses, maladies nerveuses asthéniques, telles sont les indications des eaux de la Bourboule, en y ajoutant le diabète qui tend de plus en plus à lui constituer une spécialisation nouvelle.

Le Mont-Dore (Puy-de-Dôme).

M. O. Keller classe les eaux du Mont-Dore dans les *alcalines arsenicales simples*. Leur situation géologique est délimitée par des dykes basaltiques. La faible dose de leur minéralisation (à peine 2 grammes de principes fixes) a fait pendant longtemps attribuer leur action thérapeutique à l'élévation de leur température, qui varie de 43 à 45° C. Les huit principales sources réparties dans deux établissements sont Bertrande (ancienne source Magdeleine), Boyer, César et Sainte-Marguerite (source froide).

C'est en 1853, que Thénard y a constaté la présence de l'arsenic. « On ne saurait mettre en doute, écrivait à l'Académie des sciences l'illustre chimiste, que ce ne soit à l'arséniate de soude que ces eaux doivent leur puissante action sur l'économie animale. » C'est surtout à la station du Mont-Dore que l'on a vu l'expérience clinique, précéder les applications indiquées par la chimie. Sidoine Apollinaire, en les appelant *phthisiscentibus medicabiles*, avait devancé la perspicacité de Michel-Bertrand, le créateur moderne du Mont-Dore, celui qui pendant une longue et noble carrière a établi avec le plus de soin ses indications thérapeutiques, en les rendant possibles et efficaces, par les installations balnéaires, et les salles d'inhalation les mieux entendues.

L'on comprend facilement tout le profit que les médecins doivent tirer pour les affections des voies respiratoires, de ces vapeurs hydrominérales maintenues à une température élevée, et aspirées dans des conditions confortables et hygiéniques.

La modification profonde, et certaine, de l'élément catarrhal, telle est en définitive la spécialisation des eaux du Mont-Dore.

Ne perdons pas de vue que les conditions climatologiques de la contrée, et son altitude à 1050 mètres au-dessus du niveau de la mer, exercent une heureuse influence sur certaines formes de la phtisie pulmonaire et de l'asthme.

Dans les causeries-conférences qui nous ont été faites sur place par de dévoués confrères, MM. Alvin, Joal, Emond ont établi avec beaucoup de précision les indications et les contre-indications des diverses sources. M. Joal, en établissant un parallèle entre les effets physiologiques des bains du Mont-Dore et ceux de l'acide carbonique, attribue à la présence de ce gaz, une grande partie de leur action élective sur la peau.

En somme, nous retrouvons dans la médication montdorienne : 1° une première période d'excitation bienfaisante qui se résume dans un sentiment de bien-être, et un accroissement de forces; 2° une période de sédation succédant à la première, pendant laquelle l'ordre et le calme s'établissent dans les organes de l'innervation, et par suite dans toutes les fonctions de l'économie.

M. le D* Tardieu nous a vivement intéressés avec ses récentes recherches sur le fluor, et, avec lui, nous ne mettons pas en doute que ce métalloïde ne soit la cause efficiente de ces érosions superficielles qui ternissent les verres polis des buvettes à la manière des silicates.

L'importance thérapeutique que des travaux communiqués à l'Académie de Médecine accordent aux fluorures alcalins dans le traitement de la phtisie, nous paraissent de nature à encourager les patientes études de M. le Dr TARDIEU (1).

SAINT-NECTAIRE (Puy-de-Dôme).

Ces eaux, qui appartiennent à la classe des chloro-bicarbonatées fortes (2ᵉ classe), émergent du terrain primitif (granit).

Elles sont essentiellement gazeuzes et alcalines avec des dégagements de gaz sulphydrique. Leur minéralisation totale en sels solubles est d'environ 7 grammes par litre. (Jules Lefort.)

De nombreuses sources sont disséminées autour des deux points Saint-Nectaire-le-Haut, et Saint-Nectaire-le-Bas.

Les quatre principales sources sont :

	TEMPÉRATURE	MINÉRALISATION TOTALE
Grande Source Boette	46° C.	7.66
Mont Cornadore.	42° —	6.51
Source Mazdon	37° —	7.58
Source intermittente.	25° —	—
Petite source rouge.	18° —	—
Le Parc.	19° —	—

Il n'est plus question, aujourd'hui, dans la station, de la célèbre découverte du mercure métallique faite par M. Garrigou dans les eaux de Saint-Nectaire. Les analyses faites sur place par M. Jules Lefort, au nom de l'Académie de Médecine, ont mis à néant les assertions du savant chimiste toulousain.

La spécialisation des Eaux de Saint-Nectaire est naturellement sous la dépendance de la thermalité des diver-

---

(1) Conclusions d'un rapport de M. Hérard sur les communications des D⁾ Seiler et Garcin :

« Les inhalations d'acide fluorhydrique possèdent nne action thérapeutique incontestable, quand la phtisie n'est pas parvenue à une période très avancée — cette médication doit être combinée avec le traitement hygiénique, base essentielle de toute bonne thérapeutique. »

ses sources, et de leur teneur en carbonates alcalins, en chlorure de sodium, sans compter le fer et l'arsenic. Les médecins de la station ont à leur disposition une gamme assez étendue dans l'ordre des symptômes d'excitation.

Leur spécialisation est parfaitement établie en ces termes par M. le Dr Boucomont :

« Avec sa riche minéralisation, la station de Saint-Nectaire n'a du reste rien à envier à ses voisines. Les éléments toniques qui la composent en font chaque saison le rendez-vous de la jeunesse et de l'enfance... Nous avons trouvé à La Bourboule les modificateurs les plus puissants de la scrofule. Nous rencontrons à Saint-Nectaire les éléments les plus propres à combattre cette faiblesse générale de l'économie que l'on appelle le lymphatisme. » *(Les Eaux minérales d'Auvergne.)*

IV

Une autre série de renseignements précieux, recueillis pendant notre excursion, se rapporte à la climatologie des diverses stations thermo-minérales.

Vous nous en voudriez beaucoup, et avec raison, si nous ne mettions pas en pleine lumière l'importance de ces études auxquelles nous avons consacré les plus belles années de la jeunesse et de l'âge mûr.

L'influence du milieu ambiant a d'ailleurs été si bien appréciée par nos savants confrères, les médecins hydrologues, que dans leurs Monographies, Guides ou Manuels, ils ont toujours ajouté un chapitre spécial établissant les données météorologiques connues, ou les complétant par de nouvelles observations plus précises, recueillies sur un plan plus uniforme, avec des instruments plus perfectionnés.

Laissez-nous croire que nos publications : *Essai de climatologie théorique et pratique. — Les climats du midi de la France. — L'influence thérapeutique de l'air des Pyrénées*, etc. ont contribué, quelque peu, à l'avancement de cette partie de l'*humanum scibile* comprenant d'après le Programme hippocratique le τοπων, l'υδρων et l'αερων.

Pour le médecin d'une station thermale, comme pour le praticien des villes qui conseille telles ou telles eaux minérales, deux points d'interrogation se posent immédiatement après ceux qui visent l'opportunité des eaux elles-mêmes :

1° A quelle époque de l'année faut-il, de préférence, envoyer les malades dans les stations du Centre, dans celles de l'Auvergne, ou dans celles des Pyrénées ?

2° Quel est le contingent thérapeutique que la climatologie des dites localités peut, ou doit, apporter au traitement hydrominéral ?

Ces ressources complémentaires sont sans conteste sous la dépendance de plusieurs facteurs climatiques :

1° La température, l'humidité relative, la direction et fréquence des vents (thermomètre, hygromètre, girouette) ;

2° L'altitude plus au moins élevée au-dessus du niveau de la mer (baromètre) ;

3° La configuration des collines et des montagnes avec leur géologie et leur hydrographie locales ;

4° Enfin la flore, et dans son ensemble, et en tant surtout que prédominent les plantes aromatiques, ou les essences résineuses.

Ces généralités qui, pour la plupart d'entre vous, n'ont pas besoin d'être plus longuement développées, nous amènent à tracer rapidement les caractéristiques climatologiques, ou mieux climatiques, du Nivernais, du Bourbonnais, du Morvan et de l'Auvergne. Vous y trouverez, en outre, la raison d'être de cette belle et riche végétation que l'on entretient à grands frais dans les parcs si bien aménagés de Pougues, de Vichy, de Royat, etc.

Il ne s'agit pas seulement de plaire aux yeux, il faut aussi, et surtout, se préoccuper des quantités notables d'acide carbonique et d'ozone que ces plantes et fleurs des tropiques déverseront dans l'atmosphère, au plus grand bénéfice du *pabulum vitæ* des malades, et de leur entourage.

A cet effet, consultons, si vous le voulez bien, les écrits de nos devanciers, et voyons si leurs appréciations concordent avec les impressions des membres de la Caravane hydrologique.

Pougues.

« Ce coin du Nivernais est une des contrées les plus riches, les plus gaies de la France ; des coteaux fertiles et peuplés de châteaux protègent la ville contre les vents froids du Nord et les brûlantes effluves du Midi. » F. ROUBAUD.

Saint-Honoré.

A 302 mètres d'altitude sur la ligne isotherme, 11°. Disposée en amphithéâtre sur les premiers contreforts des montagnes du Morvan qui la dominent, à l'origine des vastes plaines du Nivernais.

« L'air que l'on respire dans cette station thermale est d'une grande pureté grâce aux forêts voisines, et aux émanations des grands bois de pins et de sapins situés à quelques pas du bourg et de l'établissement. » (COLLIN père).

« Les baigneurs, écrit Élisée Reclus, dans sa prose poétique, reviennent de Saint-Honoré ravis des paysages gracieux et nobles que leur ont offerts les bois, les étangs, les sources et les rochers ».

Bourbon-Lancy.

Couchée comme une volée de cygnes sur le penchant d'une colline granitique élevée, qui est le premier échelon de la chaîne des montagnes du Morvan, et s'abaisse graduellement jusqu'à la Loire. » (TELLIER.)

« Il serait difficile, écrit Rébolle, de trouver un plus magnifique spectacle que celui qu'on découvre du plateau de Bourbon. Au midi et au couchant, une plaine parée des couleurs de la végétation la plus riche et la plus variée, s'abaisse graduellement jusqu'aux rives de la Loire, dont les flots argentés, tantôt se cachent, tantôt étincellent au milieu des aulnes et des peupliers qui dessinent et limitent ses innombrables contours; au dernier plan, les plaines immenses du Bourbonnais sans autres limites que celles de l'horizon et quelques crêtes élevées des montagnes d'Auvergne, qui paraissent perdues au milieu des nuages. »

« Aubert, plus médecin que touriste, nous montre Bourbon-Lancy au fond d'un vallon ainsi abrité contre les vents et jouissant d'une exposition qui semble avoir été choisie par la nature pour un abri contre l'air froid, pluvieux et venteux ennemi des bains. »

Bourbon-l'Archambault.

« Le pays est accidenté et pittoresque; la végétation y est vigoureuse et les belles forêts de Gros-Bois, de Bagnolet, de Troncart, varient agréablement l'aspect de l'horizon.

» Bien que la ville soit dans une espèce d'entonnoir, l'atmosphère y est saine et tempérée; car, par la trouée qui existe à son enceinte au nord et au midi, il s'établit un courant qui agite les couches d'air et entraîne les vapeurs humides.

» Pendant les mois de juin et de septembre, le thermomètre marque de 18 à 25 degrés C. En juillet et août, il s'élève jusqu'à 30 C. » (P. REGNAULT.)

Vichy.

Dans la savante communication qu'ils ont faite dans cette enceinte, et que nous avons rappelée plus haut, MM. Gautrelet et Peyraud ont justement insisté sur l'atmosphère surchargée d'acide carbonique du bassin de Vichy, et jouissant, de ce fait, de propriétés thérapeutiques complémentaires très réelles, *toniques* d'une part, *sédatives* de l'autre.

Avant nos collègues, Mme de Sévigné, dans une lettre datée du 19 mai 1676, dépeignait à sa fille le tableau que lui présentait la campagne des environs de Vichy.

« Cette situation est si belle, que si les bergers de l'*Astrée* étaient encore de ce monde, il ne faudrait pas les chercher ailleurs qu'à Vichy. »

La saison thermale est comprise entre le 1er mai et les premiers jours d'octobre.

Néris.

Le bourg, situé à l'altitude de 354 mètres à l'entrée du grand Établissement, est bâti sur le plateau et le versant d'une colline, d'où la vue, en suivant un vallon profondément creusé, s'étend vers la vallée du Cher.

Le climat est tempéré et assez égal, les variations brusques de température sont rares. Cependant à la suite d'orages, fréquents surtout à la fin de mai et au commencement de juin, l'atmosphère subit parfois un refroidissement assez notable qui impose aux baigneurs de la prudence et des vêtements chauds.

Châteauneuf.

Altitude de 380 mètres, à peu près celle de la Limagne. Sa position au milieu d'une vallée profonde, entourée de hautes montagnes, la met à l'abri des vents violents et des brusques changements de température, toujours si redoutables pour les malades. (Dr Boudet.)

Voici comment MM. Allard et Boucomont décrivent leur arrivée dans la station.

« Au sommet d'une dernière côte, la vallée de Châteauneuf se montre tout à coup dans toute sa splendeur, on dirait un songe de l'Eden. L'aridité des montagnes a fait place à de beaux bois à teinte foncée qui couvrent les hauteurs, et descendent jusqu'aux vertes prairies de la vallée au fond de laquelle les eaux transparentes de la Sioule décrivent de gracieux méandres »

Châtel-Guyon.

Daus la vallée du Sardon à l'extrémité occidentale de la Limagne, aux pieds des premiers contreforts des monts d'Auvergne ; station d'altitude au-dessous de la moyenne (380 mètres) où les modifications de l'air sont suffisantes pour activer l'hématose, mais ne produisent pas encore l'excitation qu'on observe dans les montagnes.

« Le climat de Châtel-Guyon est donc particulièrement salubre, doux, régulier, tonique sans excitation. » (Dr de Lavarenne.)

D'après les observations météorologiques du Dr Voury, la saison la plus favorable pour le traitement hydrothermal s'étend du 15 juin au 15 septembre.

Dans sa savante causerie, le Dr Baraduc nous a montré, sur place, les relations intimes de la géologie avec la provenance et la minéralisation des eaux.

D'après lui, les sources de Châtel-Guyon sont alimentées par les eaux d'infiltration du massif granitique qui arrête et fait jaillir à la façon artésienne par les fissures, le barrage miocène qui accompagne la faille terminale de ce massif. Les eaux doivent leur minéralisation aux matières fournies par les terrains qu'elles traversent, et aux manchons volcaniques qui se font jour par cette faille.

Royat.

L'Auvergne, dit Sidoine Apollinaire, est si belle que les étrangers qui y sont une fois entrés ne peuvent se résoudre à en sortir, et oublient leur patrie.

La petite ville de Royat s'étale en amphithéâtre à 450 mètres d'altitude, aux portes de Clermont-Ferrand, l'ancienne capitale des Arvernes. Ses parcs de création nouvelle contrastent singulièrement avec la contrée alpestre qui l'environne. A quelques pas du vieux faubourg, on aperçoit déjà un amoncellement de forêts, de rochers et de montagnes ; c'est la nature sauvage avec un luxe inoui de fougères et de mousses.

Largement ouverte à l'orient, abritée contre les vents par les ramifications des monts Dôme, la vallée ne connaît point les brusques variations de température des stations d'altitude. Les chaleurs de l'été sont tempérées par les flots en cascade du torrent de la Fontana, et par la brise des montagnes apportant, avec elles, les effluves embaumées des sapins et les parfums vivifiants des fleurs des riantes collines.

« Je n'ai jamais visité, s'écrie Constantin James, la célèbre vallée de Tempé, je ne la connais que par les récits enthousiastes des poètes, mais je doute fort que la vallée de Royat lui soit beaucoup inférieure. »

La Bourboule.

Cette station de création récente à 846 mètres d'altitude, jouit, au dire de notre savant collègue et ami le D^r Ad. Nicolas, d'un climat relativement doux et uniforme; entourée de sa ceinture de coteaux que couronnent des forêts de sapins et de hêtres, blottie derrière le rocher qui la surplombe, et que décorent les grappes de la digitale pourprée, l'œillet champêtre et la bruyère entremêlée des fleurs d'or du genêt.

« En arrivant par la route du Mont-Dore, la vallée se dissimule longtemps derrière les montagnes qui l'abritent au nord et au couchant, et sous l'épais rideau des forêts qui l'avoisinent. Cette route de Saint-Sauve est la promenade préférée des baigneurs ; et leur préférence est justifiée par la beauté et la variété du paysage, et par l'aspect pittoresque et sauvage de la gorge profonde où coule la Dordogne. »

« C'est en septembre surtout que le pays a du charme. Juillet et août présentent des conditions climatériques intermédiaires. »

Ecoutons le *Jean de Laroche* de Georges Sand.

« Je comparais cette charmante situation (La Bourboule) avec les grands sites que j'avais vus ailleurs, et je m'étonnais, après avoir fait le tour du monde, de retrouver dans ce petit coin de France, une poésie, et une sorte de majesté sauvage, dont aucun souvenir, aucune comparaison ne pouvaient diminuer le charme.»

Le Mont-Dore.

« Le Mont-Dore est situé à 1,040 mètres au-dessus du niveau de la mer, au milieu d'une magnifique vallée ombragée de sapins séculaires, et fermée de tous côtés par de hautes montagnes. » (L. CHABORY.)

Pour justifier l'appoint thérapeutique fourni par l'atmosphère des montagnes (à cette altitude moyenne de 1,000 mètres) au traitement des affections chroniques des voies respiratoires, par les eaux du Mont-Dore, rappelons ses caractéristiques :

« 1° L'air y est naturellement plus léger ;

» 2° Il contient à volume égal une proportion moindre d'oxygène ;

» 3° Il est imprégné d'une quantité plus considérable de vapeur d'eau ;

» 4° Il renferme beaucoup d'ozone.

» Une atmosphère ainsi constituée exerce incontesta-
blement une heureuse influence sur les personnes qui
ont besoin, avant tout, d'un certain repos des poumons,
et d'une moindre quantité de gaz comburant.

» Le caractère essentiel de cette influence est de devenir
éminemment sédatif ou calmant. (TRAITEMENT RATIONNEL
DE LA PHTISIE.)

Saint-Nectaire.

Saint-Nectaire, à 40 kilomètres de Clermont. Bâti sur
un plateau élevé, le petit village domine un vallon d'un
aspect sauvage au fond duquel jaillissent de tous côtés
des sources bouillonnantes que l'œil peut suivre dans
leurs cours, aux dépôts ocreux qu'elles laissent sur leur
passage.

« Si le vallon de Saint-Nectaire, écrit Boucomont,
bordé de montagnes nues et arides sur la droite, couvertes
de pins d'un vert sombre sur la gauche, ressemble peu
aux riants coteaux qui entourent nos principales sources
minérales d'Auvergne, le touriste et le baigneur n'ont
qu'à franchir les murailles sévères dont la nature a entouré
ses richesses hydrominérales, pour rencontrer de tous
côtés des sites pittoresques et de riants paysages. »

V

Au moment de terminer ce compte rendu sommaire de
notre excursion, voulez-vous me permettre de reporter
votre pensée sur un passé bien lointain, mais qui a laissé
dans plusieurs des stations que nous avons visitées, des
épaves et des spécimens, témoins indélébiles de la puissance et de la civilisation raffinée des anciens maîtres du
monde.

Les marbres, les colonnes, les substructions, les débris
de constructions, les médailles et inscriptions de toutes
sortes que des fouilles successives ont mis au jour à
Saint-Honoré, à Néris, à Royat, au Mont-Dore, à Saint-
Nectaire, prouvent à l'évidence que les Romains portaient
en très haute estime les eaux thermales. Partout où s'éta-
blissait leur domination, et là où ils rencontraient des
sources minérales, ils construisaient immédiatement des
thermes plus ou moins grandioses, plus ou moins luxueux,
qu'ils utilisaient pour y soigner les douleurs gagnées
dans la vie des camps et les larges blessures faites par la
hache gauloise, ou la framée des Francs.

Les deux établissements les plus importants de l'Ar-
vernie étaient sans contredit Royat et le Mont-Dore, dont
parle avec enthousiasme Sidoine Apollinaire, et qui se
trouvaient sur la route militaire conduisant de Lugdu-
num à Burdigala.

Nous nous connaissons trop novices en études archéologiques, pour vous faire ici une description précise : des
riches épaves recueillies au Mont-Dore par Michel Bertrand,
de la collection des médailles de M. le Général Marquis
d'Espeuilles à Saint-Honoré (1), des amphores, urnes,
armes de toutes sortes rassemblées par M. Chassan dans
le petit musée de Royat, mais il nous sera bien permis,
en prenant pour guide une savante conférence de M. le
Dr Fredet à l'Académie de Clermont, de vous décrire très
succinctement la série de piscines mises à jour pendant
les travaux d'agrandissement du parc de Royat.

« Ces piscines devaient présenter un grand luxe, si l'on
en juge pas les marbres divers qui y ont été employés ;

---

(1) Ces pièces de monnaie (600 environ), recueillies au fond des
puits bâtis par les Romains pour capter les sources, portent l'effigie
des empereurs : *Germanicus, Vespasien, Trajan, Antonin le Pieux,
Marc Aurèle, Commode, Septime Sévère, Constantin, Valentinien.*

(Dr HENRY COLLIN, *études archéologiques sur Saint-Honoré-les-Bains
et ses environs.*)

il y a notamment une piscine, celle qui touche actuellement le viaduc du chemin de fer, qui présentait des degrés de marbre en Carrare le plus pur, mais que le vandalisme moderne a détruits ou brisés. Ces piscines se continuent avec d'autres chambres rectangulaires, et dans plusieurs, l'on voit encore des hypocaustes ou fourneaux souterrains qui servaient à chauffer l'eau minérale.

» Ces piscines de Royat, les unes contenaient de l'eau thermo-minérale, comme l'attestent ces dépôts qui auront bientôt 1.500 ans ; d'autres en contenaient que de l'eau ordinaire froide ou chaude. Elles devaient être surmontées de voûtes en mosaïques dont on conserve encore quelques spécimens, et au-dessus de ces voûtes devaient se trouver des salles appelées *tepidarium* où était maintenue une douce chaleur.

» C'est au sortir du tépidarium qu'on entrait dans l'étuve *(sudatorium)*. Du sudatorium on passait à l'*unctuarium*, salle des parfums, où le baigneur se livrait aux épileurs *(alipili)*, puis aux masseurs *(tractatores)* qui le passaient au *strigile*, sorte d'instrument de bronze, en forme de raclette, que l'on promenait sur la peau, et qui l'oignaient de parfums et d'huiles odoriférantes.

» Des esclaves *(capsarii)* étaient chargés de garder les vêtements. Enfin, précédant l'*atrium* ou vestibule, étaient de larges portes dont aucune n'ouvrait directement sur le vestibule pour empêcher l'air de frapper trop vivement les baigneurs.

» Des salles de gymnase, de lecture, des galeries de tableaux et de statues complétaient dans les thermes romains l'installation balnéaire.

» C'était, en résumé, dit avec raison M. le Dr Fredet, un établissement thermal mieux aménagé que de nos jours, et auquel était joint tout ce qui pouvait distraire l'esprit, fortifier le corps, ou charmer les yeux ! »

VI

Aux premiers vers de l'Odyssée, Messieurs et chers Collègues, Homère, pour donner une haute idée de la valeur et de la sagesse de son héros, rappelle qu'il parcourut les contrées habitées par un grand nombre de peuples (πολλών δ'ανθρώπων ϊδεν), et visita plusieurs villes nouvelles (αστεων και νοον εγνων).

D'autres écrivains, après Homère, ont vanté les voyages comme un excellent moyen d'instruction pour la jeunesse.

L'esquisse, à grandes lignes, que nous venons de tracer, de l'excursion du mois de septembre, nous semble de nature à confirmer hautement les appréciations des poètes, et à nous faire persévérer dans la réalisation de ces Caravanes hydrologiques, où les membres de la Société française d'Hygiène sont assurés de trouver réunis ces trois biens précieux : La santé du corps, la culture de l'esprit, et les douces émotions du cœur par la bienveillance et la sympathie réciproques !

D^r DE PIETRA SANTA.

CHAPITRE II.

RÉCIT DE L'EXCURSION.

Départ de Paris.

Se conformant au programme adopté par la Société française d'Hygiène dans sa séance d'avril, la Caravane hydrologique partait de Paris le 31 août, par le train de 7 heures 30 minutes du matin. La Compagnie des chemins de fer de la Méditerranée, qui avait bien voulu accorder une réduction de 50 °/₀ en faveur des excursionnistes, avait en outre mis des wagons réservés à leur disposition.

Cinquante personnes s'étaient fait inscrire pour prendre part à l'excursion; mais au dernier moment quelques-unes s'étaient trouvées retenues par des devoirs professionnels.

Se trouvaient à la gare de Lyon, au moment du départ : M. le Dʳ Boisgard, d'Issy, accompagné de sa femme et de sa belle-fille, Mˡˡᵉ Maria Morel; MM. les Dʳˢ E. Monin, Maurel, Godleski, Tripet, Pinel-Maisonneuve, Depasse, Madariaga, et Le Baron, de Paris; Baronnet, de Mantes; Chatelin, de Charleville; MM. Joltrain et Rollin, de Paris. Les autres membres devaient rejoindre la Caravane sur le parcours.

Grâce à la carte portée à la boutonnière, l'on se reconnaissait de suite, et à 7 heures 30 minutes, au moment où le train se mettait en marche, la plus grande cordialité régnait déjà parmi tous les membres de la Caravane. Cette intimité s'accentuait encore au buffet de Gien, où

un déjeuner avait été préparé, et réunissait tous les excursionnistes à la même table. A 3 heures 30 minutes, le
train arrivait en gare de Pougues, première station fixée
par l'itinéraire.

Pougues.

A leur arrivée, les membres de la Caravane hydrologique
sont reçus à la gare par M. Jéramec, l'intelligent Directeur
de l'établissement hydro-minéral, accompagné du corps
médical de la station, et de quelques-uns de leurs confrères
de Nevers, ainsi que de MM. les Drs Gyoux, de Bordeaux,
Convers, de Saint-Etienne, Farges, professeur à l'Ecole
d'Angers, Leblond, de Paris.

Les présentations sont faites par M. le Dr de Pietra Santa
qui avait devancé ses collègues de 24 heures, pour préparer, de concert avec M. Jéramec, les détails de la première réception.

M. Jéramec présente à son tour les médecins de Pougues et, en quelques mots pleins de cordialité, souhaite la
bienvenue aux membres de la Caravane.

A l'extérieur de la gare des voitures nous attendent et,
quelques minutes après, nous faisons notre entrée dans le
magnifique établissement de Pougues, salués par les nombreux baigneurs qui se pressent sur notre passage.

La ville de Pougues est située dans une charmante vallée. Les collines boisées, qui l'entourent, forment un gracieux panorama. La première impression que ressent le
voyageur en arrivant dans cette station est une impression
de bien-être.

Mais c'est surtout à ses eaux minérales que Pougues
doit sa réputation.

Ces eaux furent mises en faveur par Henri III et Catherine de Médicis, au xvie siècle. Henri IV, Louis XIII et
Louis XIV, en firent usage et la plupart des princes et
princesses de la Cour imitèrent leur exemple. On remarque

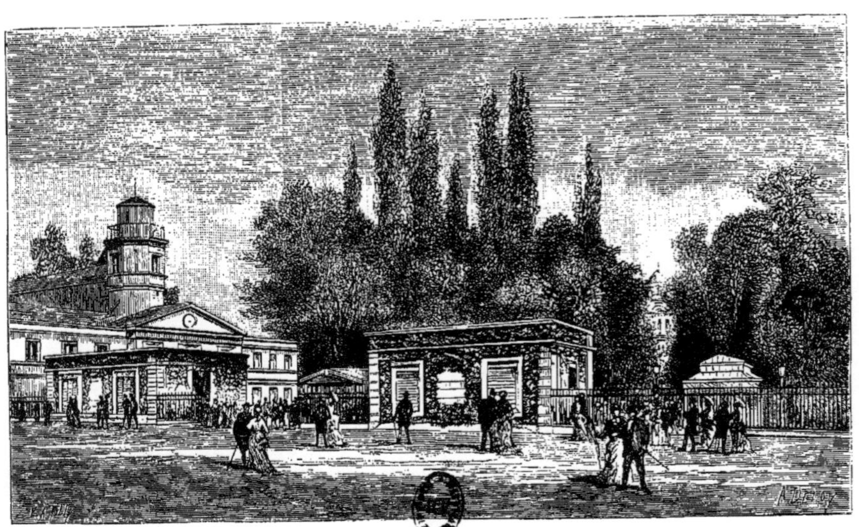

Pougues.

encore aujourd'hui, à quelques pas de l'Établissement,
l'habitation que s'y fit construire le prince de Conti, et
qui est maintenant occupée par l'hôtel des Bains. On
affirme que la magnifique allée de tilleuls, qui conduit à
l'Établissement a été également plantée par lui.

Le peu de temps fixé par l'itinéraire, pour le séjour à
Pougues, ne permet pas aux membres de la Caravane, de
visiter les environs de la ville, et de gravir les collines qui
l'entourent et d'où l'on jouit d'un magnifique panorama.
Le départ est fixé à 11 heures 43 minutes du soir. Il faut
donc se hâter.

Après une légère ablution nous visitons l'Établissement
thermal; sous la conduite de M. Jéramec. Dans un corps
de bâtiment situé à gauche de l'entrée, et surmonté d'un
campanile, sont placés les réservoirs d'eau minérale et
d'eau ordinaire. C'est là que sont installées les baignoires
et les salles de douches, parfaitement aménagées. A droite
se trouvent le Casino, la salle de lecture, le théâtre, le salon
de conversation, la salle de billard, etc. Un vaste parc
planté de grands arbres, et orné d'une pièce d'eau, complète l'Établissement. C'est une délicieuse promenade,
réservée aux malades qui peuvent se reposer sous les
hautes futaies, à l'abri des rayons du soleil. A notre arrivée
à l'extrémité du parc, un photographe nous attend avec
son appareil pour prendre la photographie du groupe.
C'est une surprise que nous a réservée M. Jéramec, qui
veut offrir à chacun des excursionnistes, un souvenir de
leur passage à Pougues.

A cinq heures, nous nous réunissons devant la source
Saint-Léger n° 1, et M. le Dr Bovet, médecin inspecteur
de la station, commence une intéressante causerie-conférence sur la composition chimique des eaux de Pougues,
leurs propriétés physiques, et leur valeur thérapeutique.

Nous nous rendons ensuite au puits Saint-Léger n° 2 et
au hangar d'embouteillage, où M. Jéramec fait la description des ingénieux appareils qu'il a imaginés pour puiser

au centre même du griffon de la source Saint-Léger l'eau
destinée à la Buvette, et à l'exportation, avec toutes ses
qualités naturelles.

A sept heures du soir un banquet offert par le Directeur
de l'Établisssement nous réunissait dans les salons du
Grand-Hôtel, ainsi que le corps médical de Pougues et
plusieurs médecins de Nevers invités pour la circonstance.

Au dessert, M. Jéramec prend le premier la parole et félicite la Société française d'Hygiène de l'œuvre qu'elle a
entreprise, et qui aura certainement pour résultat de
rendre de grands services non seulement aux stations que
visite la Caravane, mais encore aux médecins appelés ainsi
à étudier, sur place, les eaux qu'ils prescrivent à leurs
malades.

M. le Dr de Pietra Santa répond en quelques mots chaleureux et remercie M. et Mme Jéramec de leur gracieuse
hospitalité. Ces deux discours sont salués par des applaudissements unanimes.

Au moment où nous sortons des salons du Grand-Hôtel,
pour nous rendre au Casino, nous ne pouvons retenir un
cri d'admiration. Tout le parc est illuminé, *à giorno*. Du
haut de la terrasse de l'hôtel, le coup d'œil est vraiment
féerique.

A onze heures, il faut quitter Pougues; nous nous rendons à la gare dans des voitures préparées par la Direction et ornées de guirlandes de lanternes vénitiennes. A
minuit nous arrivons à Nevers, où nous devons passer la
nuit.

Nevers.

La nuit est courte, car il faut prendre le lendemain le
train à 7 heures 16 minutes du matin pour nous rendre
à Saint-Honoré-les-Bains, deuxième étape de la Caravane.

Cependant, bien avant l'heure fixée pour le départ, les

excursionnistes sont sur pied et visitent les curiosités de la ville : la cathédrale, monument historique du xiiie siècle, l'église Saint-Étienne (xie siècle), le château ducal, aujourd'hui palais de justice, une des plus importantes constructions féodales du centre de la France, etc.

Saint-Honoré-les-Bains.

Le 1er septembre à 9 heures du matin nous arrivons en gare de Vandenesse. Nos collègues de la Société française d'Hygiène, MM. les Drs Binet et Marius Odin, qui ont bien voulu se charger de tous les détails de la réception, nous attendent à la gare et nous font le plus charmant accueil. Nous y retrouvons également le Dr Legendre et M. Drapier qui sont venus directement de Saint-Léger-sous-Beuvray.

Nous montons en voiture, et nous nous mettons immédiatement en route pour Saint-Honoré situé à 10 kilomètres de la station.

Quelle délicieuse promenade que celle de Vandenesse à Saint-Honoré ! Le trajet s'effectue en suivant une route qui traverse la forêt. Devant les yeux s'étale constamment un magnifique panorama borné à l'horizon par les collines du Morvan.

Saint-Honoré, qui n'était autrefois qu'un petit village, prend maintenant chaque année une plus grande extension. De tous côtés, s'élèvent de gracieuses villas. On voit que le pays n'est pas fréquenté seulement par les malades ; on y vient aussi pour passer quelques mois en villégiature agréable.

Et cependant, c'est à ses sources thermales que Saint-Honoré doit en grande partie sa prospérité.

Elles étaient connues avant la conquête des Gaules. Le petit bourg, qui s'élevait alors en cet endroit, était désigné sous le nom d'*Arbandata*.

Détruit par les vainqueurs des Gaules, il fut rebâti par eux. Ils y construisirent alors des thermes en marbre, dont les débris sont aujourd'hui classés parmi les monuments historiques. Sous le nom de Nisiné *(Aquæ Nisinei).* les eaux de Saint-Honoré devinrent dès lors célèbres. Les empereurs Probus et Constantin les visitèrent, dit-on.

Cependant la ville romaine fut deux fois renversée par les Barbares, et resta longtemps ensevelie sous ses ruines.

C'est seulement en 1820, que M. le Marquis d'Espeuilles, découvrit, à 5 mètres de profondeur, une immense étuve de marbre, entourée de stalles, et résolut de restaurer les bains.

L'établissement thermal appartient encore aujourd'hui à la famille d'Espeuilles.

A onze heures nous arrivons à Saint-Honoré, où un splendide déjeuner nous est servi dans le jardin du Grand-Hôtel de la villa Vaux-Martin.

Immédiatement après le déjeuner, nous nous rendons à l'établissement thermal où nous sommes reçus par M. le Comte d'Espeuilles, et par M. le Dr Collin, médecin-inspecteur.

L'établissement est adossé au rocher dont il n'est séparé que par une petite allée, et par un impluvium destiné à recevoir, et à isoler des sources, les eaux pluviales et d'infiltration. La façade mesure 85 mètres de longueur.

« A son centre, un grand portique vitré donne accès dans une vaste salle centrale, de chaque côté de laquelle s'étendent deux galeries de 11 mètres de profondeur sur 20 de longueur.

» En face de l'entrée principale se trouvent les salles d'inhalation et de pulvérisation, auxquelles on arrive par un large escalier séparant les buvettes de la *Crevasse* de celles des *Romains.*

» La galerie gauche ou du nord, qui regarde la butte sur laquelle est situé le Casino, renferme dix-sept cabinets

de bains alimentés par l'eau de la Crevasse. Au milieu et
à droite de cette galerie, se trouve l'entrée de la piscine.

» En dehors de cette galerie, sur un terre-plein auquel
donne accès un escalier de quelques marches, se trouvent
deux salles de douches froides, chaudes, ou écossaises,
ainsi qu'une salle de douches de vapeurs pour hommes. »
(Dr H. COLLIN fils.)

La galerie de droite contient les cabinets de bains. A
l'extrémité, et en dehors de cette galerie, il existe un local
provisoire pour les gargarismes.

Les membres de la Caravane sont guidés dans la visite
de l'établissement, par M. le Dr Collin père, qui leur donne
tous les détails les plus minutieux sur les procédés d'administration des eaux, leur action physiologique, leurs
caractères physiques et chimiques.

Après la visite, M. le comte d'Espeuilles fait part aux
excursionnistes des regrets de son frère, M. le général marquis d'Espeuilles, qui, retenu par les grandes manœuvres,
n'a pu faire lui-même les honneurs de son château de la
Montagne. Il les invite toutefois à visiter le château, en
ajoutant qu'ils sont attendus par madame la marquise
d'Espeuilles.

Nous nous rendons à cette aimable invitation. Déjà les
voitures préparées par les soins de nos collègues, les Drs Binet
et Odin, nous attendent à la sortie de l'établissement.

Le château de la Montagne s'élève sur une colline qui
domine le village de Saint-Honoré. La construction remonte
au xviiie siècle. On s'y rend par une route très pittoresque,
et merveilleusement ombragée.

A leur arrivée, les membres de la Caravane sont reçus
dans le grand salon par madame la marquise d'Espeuilles
qui leur fait les honneurs avec une grâce charmante, et
leur offre, elle-même, les fruits et les rafraîchissements
préparés à l'avance.

Mais le temps presse... Nous regagnons les voitures, et
après avoir redescendu la colline par le versant opposé,

nous laissons à droite le château, pour suivre une route qui décrit de nombreuses courbes au sud de la vieille montagne dont la cime boisée attire constamment les regards. Après une promenade ravissante, nous arrivons au sommet d'une colline d'où nous apercevons le mont Beuvray, les montagnes du Morvan qui entourent Saint-Honoré, ainsi que les nombreuses forêts interrompues çà et là par de pittoresques vallées.

Le soir, nous nous réunissons à la villa des Pins appartenant à madame Walsdoff, pour faire honneur au dîner offert aux membres de la Caravane hydrologique par les Drs Binet et Odin. La table est dressée avec un luxe que pourraient envier bon nombre d'hôtels parisiens. Les mets et les vins sont exquis. Et, comme quelques-uns d'entre nous s'étonnent de trouver ici un tel luxe de plats montés, M. Binet nous apprend que la cuisine de la maison Walsdoff est l'une des réputations de la contrée.

Au dessert commence la série des toasts portés : par le Dr de Pietra Santa, à la prospérité de Saint-Honoré, et aux confrères Binet et Odin. qui ont fait un si gracieux accueil aux membres de la Caravane; par le Dr Gyoux, aux dames qui assistent au dîner; par le Dr Binet, à la Société française d'Hygiène, etc.

Nous nous rendons ensuite au Casino, dont le parc est éclairé de centaines de lanternes vénitiennes et où une représentation extraordinaire, suivie d'un bal, est offerte à la Caravane. Ce n'est que fort tard qu'on se sépare pour se coucher, bien qu'il faille se lever le lendemain de bon matin.

Le 2 septembre, nous sommes réveillés par un violent orage. Et c'est par une pluie battante que, après une légère collation offerte par le Dr Marius Odin, nous montons en voitures pour gagner la gare de Vandenesse.

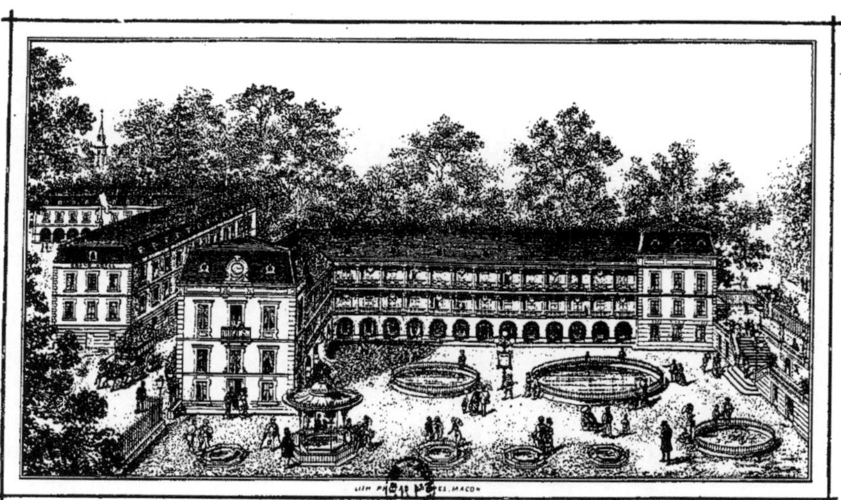

Bourbon-Lancy.

Bourbon-Lancy.

10 heures 40 du matin, nous arrivons à la station de Bourbon-Lancy. MM. les Docteurs E. Berthet, médecin inspecteur, Goëde, Favre et Pain, médecins consultants, ainsi que le régisseur de l'Établissement thermal, nous attendent sur le quai, et nous souhaitent la bienvenue. L'établissement et le village sont situés à deux kilomètres de la gare. C'est en voitures que nous nous y rendons.

La plupart des membres de la Caravane hydrologique, connaissaient à peine la station de Bourbon-Lancy. Ils savaient tous qu'il existait là des sources d'eaux chlorurées chaudes employées principalement pour le traitement des rhumatismes, mais presque tous ignoraient qu'il y existait aussi un établissement parfaitement aménagé, des hôtels aussi confortables que ceux des plus grandes stations.

Notre visite nous a montré combien nous étions dans l'erreur.

Bourbon-Lancy, chef-lieu de canton de 4,000 habitants, est situé sur le versant oriental d'une colline dominée au nord et à l'ouest par de grandes roches escarpées, de nature granitique. C'est à la base de ces roches que se trouvent les sources thermales, dont la célébrité, comme celle des eaux de Saint-Honoré, date de l'antiquité la plus reculée.

Les Romains élevèrent des thermes à Bourbon-Lancy, y construisirent des bassins de marbre pour recevoir les eaux, des piscines pour les baigneurs. Ces bassins et ces piscines existent encore, et sont parfaitement conservés. Dans les piscines, où les Romains se baignaient au moment de la conquête des Gaules, les baigneurs de Bourbon-Lancy prennent encore leurs bains aujourd'hui.

Nous descendons tous au Grand-Hôtel qui appartient à la Compagnie des eaux et se trouve pour ainsi dire annexé à l'Établissement. Après le déjeuner, nous nous réunissons dans un salon du Casino où MM. les Drs E. Berthet et Goëde, nous font une conférence très applaudie. Le premier nous montre les thermes et Bourbon-Lancy au point de vue historique; le second nous expose très consciencieusement les résultats de ses observations de vieux clinicien, au point de vue des propriétés thérapeutiques des eaux thermales, et des indications des différentes sources.

Nous visitons ensuite l'Établissement thermal, grandiose construction de trois étages, à laquelle les voûtes du rez-de-chaussée, les galeries à colonne des deux étages donnent un aspect vraiment saisissant, tenant à la fois du cloître et du palais.

Cet établissement a été cédé en 1805, à l'hospice de Bourbon par Napoléon Ier. Il se compose de deux pavillons, et d'un corps de logis à deux étages. Autour du rez-de-chaussée règne une galerie extérieure, soutenue par dix-sept colonnes de pierre que relient entre elles des arceaux en plein cintre. L'un des thermes romains a conservé le nom de *bains de César*, et sert aux bains réfrigérants.

« C'est en ces bains qu'il semble que Jules César, après la prise d'Alésia, vint se délasser de ses travaux et chercher dans iceux comme dans la fontaine de Jouvence, le renouvellement de ses forces. C'est la pensée d'Eumène, qui vivait à Autun, il y a plus de quinze cents ans, dans le panégyrique de Constantin Auguste. Ce fut, dit-on, par les ordres de l'empereur Auguste, que les bains de Bourbon-Lancy furent ornés de marbres et de statues. Lors de la construction de l'établissement actuel, en 1807, le bain des Césars était encore entouré d'un mur antique en grosses pierres superposées sans ciment, et surmonté d'une très belle corniche; cette muraille était revêtue de marbre; on distinguait à la surface intérieure, les douze niches qui avaient contenu des statues, dont les dernières avaient été enlevées par le cardinal de Richelieu. » (BERNARD LANGLOIS.)

Dans la cour de l'établissement se trouvent cinq sources, auxquelles correspondent les bains de réfrigération.

Ces sources portent les noms suivants, dans l'ordre où on les trouve en quittant le perron :

1° Le *lymbe*, de beaucoup la plus importante et la plus chaude, « grand et large puits foisonnant en si grand nombre de fameux bouillons, que c'est quelque chose d'épouvantable de prime abord, à ceux qui le veulent considérer attentivement. » La source du Lymbe est la plus remarquable par sa haute température (56°), la grande quantité de gaz qui s'en échappe, et la forme de son bassin en cône renversé;

2° La source *Saint-Léger*;

3° La source *Valois* ou *Marguerite*;

4° La *Reine*, ainsi nommée en souvenir de Catherine de Médicis, qui vint, après neuf années de stérilité, faire une cure à Bourbon-Lancy. Dès l'année suivante, dit Brantôme, « elle commença à produire le petit François deuxième, et après, consécutivement, cette belle lignée que nous savons. »

5° La source *Descures* ou *Cardinal*, la seule, dont le gaz exhale une odeur fétide.

Ces sources donnent ensemble de 3,000 à 3,200 hecto-litres d'eau par jour.

Après la visite de l'établissement thermal, nous nous rendons à l'hôpital fondé par le marquis et la marquise d'Aligre, bienfaiteurs de la commune de Bourbon-Lancy. Nous visitons avec intérêt les salles de malades, celles réservées aux vieillards, les réfectoires, la chapelle, etc. On nous fait remarquer la magnifique statue, en argent massif, de la marquise d'Aligre qui se trouve dans le ves-tibule de la chapelle. Nous nous séparons ensuite pour aller visiter la ville, l'église Saint-Nazaire, dont le sanc-tuaire date du XI° siècle, les ruines du château-fort, qui domine le faubourg Saint-Léger, la tour de l'Horloge, porte fortifiée du XV° siècle, près de laquelle on voit encore une très curieuse maison, en bois sculpté, à plusieurs étages.

Nous nous retrouvons le soir à 7 heures au Grand-Hôtel, pour le banquet, auquel assistent les médecins de la station, et M. Larue, régisseur de l'établissement.

Lorsque nous sortons de table, la vaste cour de l'hôtel est éclairée par de nombreuses lanternes vénitiennes; nous sommes salués par des fusées qui nous annoncent le commencement d'un magnifique feu d'artifice offert aux membres de la Caravane par la Compagnie des eaux.

A 9 heures, soirée dans les salons du Casino. Nous avons le plaisir d'entendre plusieurs artistes qu'on a fait venir de Lyon pour la circonstance, et, parmi eux, un jeune violoniste de seize ans, qui a obtenu l'année précédente le premier prix de violon aux concours du Conservatoire de Paris.

Le lendemain, à 7 heures du matin, départ de Bourbon-Lancy pour Bourbon-L'Archambault.

Gilly-sur-Loire.

La ville de Bourbon-Lancy est desservie par un chemin de fer à voie unique. C'est dire que les trains rapides, et même les trains express, y sont complètement inconnus. Aussi, partis de Bourbon à 7 heures 35 minutes du matin, nous arrivons à la gare de Gilly-sur-Loire à 8 heures, où nous devons attendre une heure et demie avant de reprendre le train qui doit nous conduire à Moulins.

Que faire pendant une heure et demie, dans une gare, qui se trouve située à quelques kilomètres du village le plus proche? C'était notre préoccupation à tous. Mais déjà une telle cordialité s'est établie entre tous les membres de la Caravane, qu'on ne songe plus à s'ennuyer. La Loire coule à un kilomètre de la station. Quelques-uns proposent d'aller se promener jusque-là. L'idée est immédiatement approuvée. Nous descendons à travers champs, cueillant, çà et là, des fleurs dont nous formons des bouquets pour les dames qui nous accompagnent. La promenade est délicieuse, et si agréable, que nous sommes tout surpris en regardant nos montres, de nous apercevoir, qu'il ne nous reste plus que le temps strictement nécessaire pour regagner la station.

Moulins.

Nous arrivons en gare de Moulins, à 10 heures 30 minutes. Un déjeuner a été préparé au buffet à une table séparée. Et comme le train qui doit nous conduire à Bourbon-l'Archambault, ne part qu'à 1 heure 25 minutes, nous profitons de ces quelques moments de loisir pour visiter la ville de Moulins après le déjeuner.

Nous suivons la belle allée de platanes qui conduit de la gare à la ville, et nous nous rendons d'abord à la cathédrale, monument du xve siècle resté inachevé, puis ensuite au collège, ancien couvent de la Visitation, où se trouve le tombeau élevé à la mémoire du connétable de Montmorency par sa veuve, la princesse des Ursins.

Malgré le mélange des traditions païennes et chrétiennes, ce tombeau a été classé parmi les monuments historiques à cause de la perfection des sculptures dues aux ciseaux de Coustou, de Regnaudin, de Thibaut Poipand, et de François Anguier, l'architecte de la porte Saint-Denis à Paris.

Pendant que le Pr Farges, un archéologue distingué, entraîne quelques-uns d'entre nous pour admirer les vieilles maisons des xve et xvie siècles de la rue de la Grenouille, les autres vont visiter le magnifique pont de 13 arches construit sur l'Allier.

Nous nous retrouvons à la gare pour le départ, et nous arrivons à Bourbon-l'Archambault à deux heures et demie.

Bourbon-l'Archambault.

M. le Dr Noir, directeur de l'établissement thermal, M. le Dr Regnault, médecin inspecteur, MM. les Drs Prévost, Carnat, médecins consultants, auxquels se sont adjoints les médecins de l'hôpital militaire, ainsi que M. le Maire de Bourbon-l'Archambault, et tous les membres du Conseil municipal, nous attendent dans l'une des salles d'attente de la station. Après les présentations faites par M. le Dr de Pietra Santa, et les souhaits de bienvenue, nous traversons la ville pour nous rendre à l'hôtel où des chambres nous sont retenues.

On voit que la Caravane hydrologique est attendue, car à toutes les fenêtres des maisons se trouvent de nombreuses personnes qui nous saluent au passage.

Bourbon-l'Archambault est une petite ville de 4,000 habitants environ. Ici encore nous retrouvons les vestiges de la domination des Romains dans les Gaules.

« La convergence vers Bourbon, de toutes les voies romaines de cette partie des Gaules, écrit M. le Dr P. Regnault, prouve que les Romains avaient établi là un point important de centralisation. »

La ville s'étend dans la gorge formée par l'éminence du château et les trois collines de Sept Fonds, de Villefranche et de la Paroisse. Le pays est accidenté et pittoresque ; la végétation y est vigoureuse et les forêts de Gros-Bois, de Bagnolet, de Tronier, varient agréablement l'aspect de l'horizon.

La Municipalité ne néglige rien pour augmenter la prospérité de Bourbon-l'Archambault, et y rendre aux étrangers le séjour agréable.

Autrefois, il était nécessaire de faire un long détour pour se rendre de la gare à la ville. Aujourd'hui, une large route carrossable vient d'être construite, elle aboutit

directement à la place des Thermes et à l'établissement
thermal, où l'onarrive en quelques minutes. On ne saurait trop féliciter la Municipalité de Bourbon des sacrifices
intelligents qu'elle s'impose chaque année.

A trois heures, nous nous réunissons pour visiter l'établissement thermal sous la conduite de son habile directeur,
M. le Dr Noir, conseiller général du département de l'Allier.
On voit que toutes les dispositions les plus minutieuses
ont été prises pour nous recevoir. Tous les gens de service
sont rangés militairement, et forment la haie sur notre
passage.

C'est en 1882 que l'État, propriétaire des sources, fit
construire sur la place des Thermes un vaste et somptueux
établissement qui peut passer, aujourd'hui, pour un des
plus grandioses et des plus confortables de France.

Voici la description qu'en donne M. Regnault.

« Le grand établissement thermal construit sur les plans
de M. Lecœur, architecte du gouvernement, a une façade
monumentale de 64 mètres de longueur. La profondeur
est de 18 mètres, sans compter le pavillon des grandes
piscines, qui fait en arrière une saillie de 18 mètres sur
l'édifice.

» Il se compose d'un vaste sous-sol, d'un rez de chaussée,
et d'un premier étage. »

Les conduites d'eau thermale, et d'eau refroidie, sont
disposées dans le sous-sol.

Un avant-corps en saillie, élevé d'un second étage et
couronné d'un fronton, divise en deux ailes la façade.
L'aile droite est affectée aux dames, l'aile gauche aux
hommes.

Deux pilastres de 7 mètres de hauteur, soutenant un
plein-cintre, servent de pieds droits à une belle grille en
fer forgé qui donne accès sur un élégant péristyle.

Du péristyle on passe, par une galerie ornée de colonnes,
dans un grand vestibule de plus de 137 mètres superficiels.

5

A droite et à gauche, par de grands arcs en plein cintre, s'ouvrent les galeries dans lesquelles donnent les salles de bains et de douches au nombre de trente-deux par étage.

Au fond et en face, se développe l'escalier monumental à double révolution, conduisant au premier étage par un palier monolithe en calcaire dur de 16 mètres superficiels.

L'intérieur du monument est décoré avec beaucoup de luxe.

« La belle pierre blanche du Poitou, qui forme les assises de l'édifice, alterne, dans la partie inférieure, avec des panneaux revêtus de briques vernissées rouges et noires. La partie supérieure en pierre du pays est ornée d'éclatantes faïences d'art, aux motifs variés, sorties des ateliers de M. A. Parvillée. Plusieurs de ces faïences sont de véritables tableaux. »

Une immense composition, destinée à recouvrir le fond de l'escalier, frappe les regards dès l'entrée. C'est une allégorie qui représente les sources de Bourbon-l'Archambault, et qui a figuré d'ailleurs à l'un des derniers salons du Palais de l'Industrie à Paris.

Le parc de l'Établissement est une promenade pittoresque, commençant par une longue terrasse qui borde la route des Thermes, pour s'élever jusqu'aux magnifiques avenues de marronniers plantés par le maréchal de La Meilleraye, et par Mme de Montespan. Du point culminant, on jouit d'un panorama étendu sur la ville, la tour de Quiquengrogne, le vieux château, le lac, et les côteaux verdoyants qui s'étendent dans la direction du clocher de Franchesse et de Saint-Plaisir.

Après avoir visité le nouvel établissement nous descendons à l'ancien, qui est construit sur la source même. Là, se trouve un lavoir public alimenté par les eaux chaudes, provenant de la source, et mis à la disposition des habitants de la commune.

Nous visitons ensuite l'hôpital militaire, très bien installé, avec 90 lits pour les sous-officiers et soldats, et 12 chambres d'officiers. Il reçoit tous les ans 200 à 250 malades soignés par les médecins de l'armée. Le médecin-major faisant fonctions de médecin en chef nous permet de consulter ses registres, sur lesquels sont inscrites toutes les observations médicales recueillies avec le plus grand soin, avec indication de l'état antérieur du malade, et des résultats subséquents.

A la sortie de l'hôpital militaire, M. le Maire de Bourbon-l'Archambault, et des conseillers municipaux nous attendent pour nous faire visiter les ruines du Château.

Résidence des sires de Bourbon, ce château fut reconstruit en 1321 par le duc Louis Ier, et terminé par ses successeurs.

« Il était, alors, flanqué de vingt-quatre tours assises sur le rocher, et renfermait dans son enceinte la Sainte-chapelle, chef-d'œuvre d'architecture hardie, élégante et riche, dont la ruine consommée récemment restera un sujet d'éternels regrets. C'est dans son reliquaire somptueux qu'était déposé le morceau de la vraie croix donné par Saint-Louis, après son retour de la Palestine, à son fils Robert. Arrachée religieusement au pillage du trésor de la Sainte-Chapelle, cette relique est déposée aujourd'hui à l'église paroissiale, dans une chapelle latérale où le talent de l'artiste a su reproduire, sur une petite échelle mais d'une manière complète, tous les détails et les ornements de l'autel primitif dont le tabernacle renferme ce dépôt sacré.

« En 1589, le tonnerre tomba sur la Sainte-Chapelle, le jour même de l'assassinat de Henri III, et brisa la barre qui séparait les fleurs de lis de l'écusson des Bourbons : singulière coïncidence où l'on vit le présage de l'élévation au trône de la branche cadette de cette maison, dans la personne de Henri IV.

» Le château était entouré de fossés creusés dans le granit, où circulait l'eau du grand lac, qui sert lui-même d'enceinte à toute la partie occidentale.

» De ces gigantesques constructions il reste les trois tours du nord, appartenant au duc d'Aumale, par la succession du prince de Condé, la tour qui renferme les moulins mûs par les eaux du lac, la Quiquengrogne, dont la plate-forme a été surmontée par le grand Condé d'une espèce de clocher. dans lequel est l'horloge de la ville, et quelques pans de mur que le lierre revêt de sa sombre verdure. » (Regnault.)

Nous montons jusqu'au sommet de la tour de Quiquengrogne, d'où s'étale devant nos yeux le plus magnifique panorama.

Nous nous rendons ensuite à la fontaine de Jonas située à environ deux cents mètres de la source thermale, au pied de la colline de la Paroisse. Les habitants du pays viennent puiser à cette fontaine une eau ferrugineuse, qu'ils apprécient beaucoup.

Puis nous visitons l'église, monument remarquable, du style roman le plus pur, dont les murs intérieurs ont été malheureusement recouverts de peintures d'un goût douteux.

A sept heures nous nous réunissons à l'hôtel, pour le dîner auquel assistent M. le Dr Noir, le Maire de la ville, et tous les médecins de Bourbon-l'Archambault, ainsi que les médecins de l'hôpital militaire. MM^{mes} Noir et Regnault font les honneurs de la table.

Au dessert, M. le Dr de Pietra Santa remercie, au nom de la Caravane, l'intelligent Directeur de l'établissement, la Municipalité et le corps médical, de leur gracieux accueil. Puis, faisant allusion à la présence au milieu de nous, des médecins de l'hôpital militaire, il porte un toast très chaleureux et très applaudi, à la médecine militaire « qui réunira désormais sur les champs de bataille les trois éléments de l'armée active, de la réserve et de la territoriale ».

Quand nous sortons de l'hôtel pour nous rendre au Casino, où un punch nous est offert par la Municipalité,

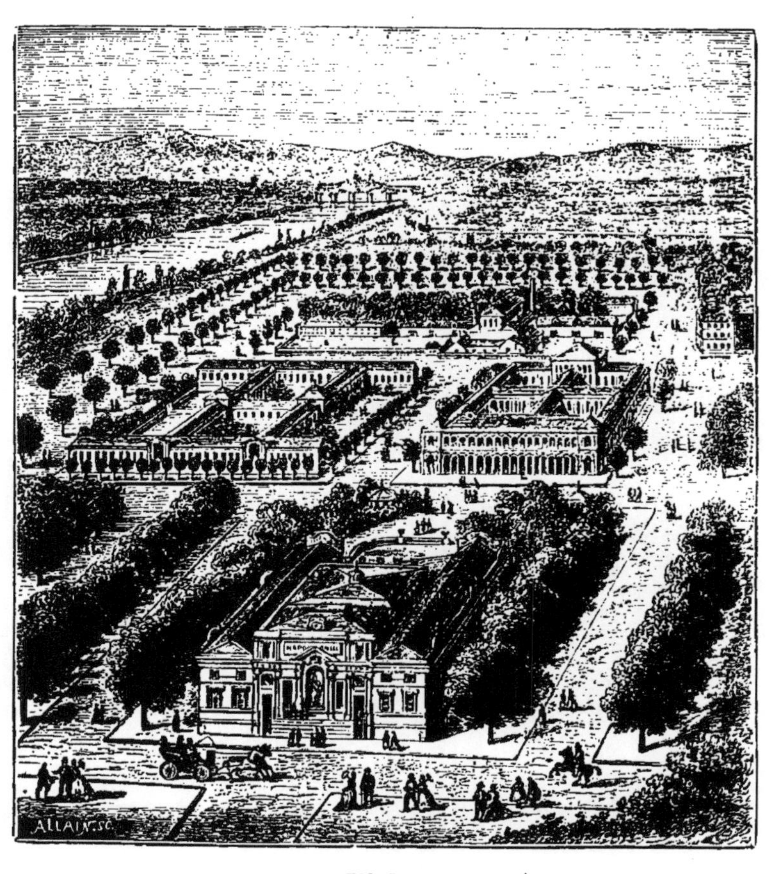

Vichy.

la place des Thermes est envahie par une foule nombreuse.
A tous les arbres sont suspendues des lanternes vénitiennes,
et nous sommes accueillis par les cris plusieurs fois répé-
tés de : « Vive la Caravane hydrologique ». La fanfare
de la ville exécute sur la place les meilleurs morceaux de
son répertoire. C'est une véritable fête pour tous les habitants de Bourbon-l'Archambault, dont un grand nombre
tiennent à venir nous féliciter chaleureusement de notre
visite.

A onze heures, au moment où nous regagnons l'hôtel,
la fête est encore dans tout son éclat.

Le lendemain, à sept heures du matin, nous quittons
Bourbon-l'Archambault pour nous rendre à Vichy.

Vichy.

A notre arrivée en gare de Vichy, nous sommes salués
par les joyeux échos de la fanfare de la ville qui nous attend sur le quai de débarquement. Nous sommes reçus à
la descente du train par notre collègue, le Dr Grellety, et
par le Conseil municipal tout entier, ayant à sa tête le premier adjoint qui remplace le maire absent.

Nous retrouvons également MM. les Dr Coliez de Longwy,
de Litardière, de Lussac-les-Châteaux, Dr Grand, de Saint-
Étienne et Mme Grand, Dr Bidault, ainsi que Mme Maurel, et
M. Ferdinand Marié-Davy, le fils de notre sympathique
Président, qui sont venus rejoindre la Caravane à Vichy,
pour continuer l'excursion.

Après les présentations et les compliments de bienvenue,
nous nous rendons à l'hôtel des Thermes où le déjeuner
est préparé.

A deux heures, M. Sandrier, qui dirige l'établissement
thermal au nom de la Compagnie fermière, vient se mettre
à notre disposition pour la visite de l'établissement.

Vichy est situé, à 259 mètres d'altitude, sur la rive droite de l'Allier et divisé en deux parties : la ville ancienne et la nouvelle. Il n'est point nécessaire d'insister sur l'importance de cette station qui est certainement l'une des plus fréquentées non seulement de la France, mais même de toute l'Europe.

La véritable vogue remonte au xviie siècle, époque à laquelle une foule de hauts personnages commencent à s'y donner rendez-vous. Les premiers établissements sont dus à Louis XIV.

« Mais ce n'est guère que depuis 1861, écrit le Dr Grellety, que cette station thermale est entrée dans la voie de prospérité inouïe qui lui a valu la visite des hôtes les plus illustres, et des malades de toutes les nations ».

L'établissement thermal, qui peut lutter avantageusement avec les premiers établissements d'au delà du Rhin, est situé à l'extrémité de la ville nouvelle.

La première pierre en a été posée, dit-on, en 1814 par le duchesse d'Angoulême. Il fut terminé en 1829 sous la direction de l'architecte Rose Beauvais. C'est un vaste parallélogramme qui mesure 57 mètres de largeur sur 76 mètres de longueur.

Le rez de chaussée du grand établissement est occupé par les cabinets de bains de première classe. Quatre petites cours intérieures plantées d'arbustes et de fleurs donnent à ces cabinets de bains, de la lumière et de la fraîcheur. Les bains des dames et ceux des hommes sont séparés par une large galerie centrale. Dans la galerie nord se trouvent la Grande Grille et la source de Mesdames. Le puits Chomel, ou puits Carré, est situé sous le péristyle. A la suite de l'établissement, et séparées de lui par une avenue de platanes, on remarque les galeries balnéaires où sont administrés les bains de deuxième et de troisième classe.

Nous visitons successivement les bains, les buvettes, les salles d'hydrothérapie parfaitement installées et pourvues d'appareils perfectionnés pouvant soutenir la comparaison, au point de vue de la pression et de la température, avec les meilleurs établissements hydrothérapiques, les installations pour les bains d'acide carbonique, les inhalations d'oxygène, etc.

Nous nous rendons ensuite dans les bâtiments de l'exploitation situés derrière l'établissement, de l'autre côté de la rue Lucas, et où se trouvent la pastillerie, les ateliers de cristallisation des sels, la salle des pompes et les galeries souterraines.

Les pastilles et les sucres d'orge sont fabriqués sous nos yeux.

Cette visite intéresse vivement les membres de la Caravane hydrologique. A toutes les questions posées par chacun de nous, les préposés de la Compagnie fermière répondent avec une entière bonne grâce, prenant soin de n'omettre aucun des nombreux détails qui peuvent nous intéresser.

A quatre heures, nous nous rendons devant l'Hôtel de Ville, où des voitures nous attendent pour nous conduire à la source Gannat.

Cette source, tout récemment découverte, est située à La Tour, à 4 kilomètres de Vichy. Elle jaillit avec abondance, et donne une eau alcaline ayant une saveur styptique très prononcée.

Au retour, nous visitons la source intermittente de Vesse, qui jaillit sur la rive gauche de l'Allier à quelques minutes seulement du pont de Vichy.

Elle est reçue dans un bassin en pierre de Volvic que protège une cage en fer au milieu d'un jardin très bien ombragé.

« Le jaillissement de la source de Vesse, dit M. J.-F. Gros. ne peut être mieux comparé qu'au spectacle observé et décrit par les voyageurs qui ont vu les Geysers d'Islande.

» Le premier jet est le plus puissant et le plus impétueux. Il s'élève à la hauteur de 6 mètres. Le jaillissement suit ensuite une marche décroissante, avec des intermittences de tressaillement et de fureur. »

Le soir nous rentrons à Vichy, et après un excellent diner à l'hôtel Guillermin nous nous rendons au théâtre du Casino, où une représentation extraordinaire est donnée en l'honneur des membres de la Caravane hydrologique. Des fauteuils sont retenus pour chacun de nous. Mais M. Sandrier a mis, en outre, gracieusement sa loge à la disposition des dames qui nous accompagnent.

Pendant les entr'actes nous visitons les magnifiques salons du Casino, où un grand nombre de médecins de Vichy viennent nous serrer la main.

Le Casino est situé à l'extrémité centrale du Vieux-Parc. C'est l'un des monuments les plus élégants et les plus confortables qui aient été construits en ce genre. Il occupe une surface de 2,500 mètres.

La façade principale, précédée d'un joli square demi-circulaire, se compose de deux pavillons formant avant-corps relié par une large travée de cinq arcades.

Cette travée donne sur une terrasse en hémicycle, couverte d'un châssis vitré qui forme véranda.

En outre de la salle de spectacle, l'une des plus riches et des plus vastes des villes d'eaux ou de bains de mer, le Casino renferme : un salon de jeux, un salon de lecture, un grand salon de fêtes, une salle de billard, etc.

A la sortie du théâtre, les plus infatigables d'entre nous se rendent encore au Cercle international où nous sommes reçus sur la simple présentation de notre carte.

La matinée du lendemain est consacrée tout entière à la visite des sous-sols de l'établissement thermal, du Hammam, des sources Lardy, des Célestins et de l'Hôpital.

La visite des galeries souterraines est dirigée par les employés de la Compagnie fermière. Ces galeries s'étendent sous les Thermes, et se prolongent sous la rue Lucas, sous le Vieux-Parc et sous le Casino. C'est là que jaillissent les sources du Puits-Carré, du Puits-Cl.omel, et du Puits-Lucas.

Le Hammam vaporifère fondé par M. Perrin et situé

rue Burnol, est un établissement fort bien aménagé. L'air, la lumière, le confortable et l'hygiène, tout s'y trouve réuni.

Les opérations thérapeutiques suivies au Hammam consistent en bains, douches, inhalations, fumigations, irrigations et injections, pulvérisations, frictions et massages.

La source Lardy, qui est la propriété de la Compagnie des eaux minérales et bains de mer, est située sur la rive droite de l'Allier à la jonction du boulevard des Célestins et du Boulevard national.

Elle jaillit sous un kiosque champêtre, dans un très joli parc. Auprès de la source se trouve une rotonde où les buveurs peuvent se reposer et s'abriter. Le débit est de 10,000 litres par 24 heures et sert à alimenter, en dehors des besoins de la buvette, un établissement de bains récemment construit dans le parc.

« La buvette est très fréquentée, écrit le Dr C. E. Cormack, non seulement par ceux auxquels ces eaux sont prescrites, mais aussi par un grand nombre de personnes qui fréquentent le parc parce qu'il est *à la mode*. Dans l'après-midi, plus particulièrement, l'aspect en est très animé. »

Les sources des Célestins sont au nombre de trois : la vieille source, la source de la Grotte, et la nouvelle source. Elles sont enclavées dans un parc, bien connu sous le nom d'enclos des Célestins. Elles jaillissent du massif de rocher qui supporte le vieux Vichy. La formation de ce rocher qui appartient à l'espèce, dite travertin aragonitique, est attribuée au carbonate de chaux provenant des sources mêmes.

L'Hôpital, ou source Rosalie, doit son nom à sa situation vis-à-vis de l'hôpital civil. Abritée sous un kiosque élégant, elle émerge dans un bassin élevé, au centre d'une plate-forme à laquelle on accède par quatre marches circulaires. Son débit est d'environ 60,000 litres par jour. C'est cette source qui alimente l'établissement de bains de l'hôpital.

Avant de rentrer à l'hôtel pour le déjeuner, nous saluons le pavillon qui fut autrefois habité par Mme de Sévigné, et où la marquise écrivit quelques-unes de ses charmantes lettres sur les beautés champêtres de Vichy, et sur le traitement qu'elle suivit elle-même dans cette station.

A deux heures, nous montons en voiture pour faire une excursion dans les environs. Nous visitons successivement Saint-Yorre, Bourbon-Busset, l'Ardoisière, pour rentrer à Vichy par la montagne Verte et Cusset.

Saint-Yorre est un petit village de 300 habitants situé à 8 kilomètres de Vichy. On y remarque plusieurs sources d'eaux minérales importantes. Le temps nous manquant pour les visiter toutes, nous devons nous borner à nous arrêter au parc Larbaud et à la source Guerrier.

Nous suivons ensuite le chemin de Saint-Yorre à Busset qui s'élève rapidement en décrivant de nombreuses courbes. Après une montée de quatre kilomètres, pendant laquelle nous jouissons d'une vue féerique sur les plaines du Bourbonnais et les montagnes d'Auvergne, nous apercevons devant nous la masse imposante du château de Bourbon Busset qui, avec ses bastions, ses remparts, ses machicoulis et ses tourelles aux toits élancés, produit le plus grand effet.

Nous visitons le château planté sur les premiers gradins des montagnes du Forez. C'est l'un des types les plus parfaits du manoir féodal. L'origine remonte au xive siècle. Il appartenait alors à Guillaume de Vichy, et devint plus tard la propriété de la famille Bourbon-Busset. Il appartient encore aujourd'hui à l'un des descendants de cette famille, le comte Charles Robert de Bourbon-Busset.

Nous pénétrons dans le château par la porte fortifiée qui date du xve siècle, et nous nous arrêtons d'abord sur la terrasse d'où l'on embrasse un splendide panorama formé par les plaines du Bourbonnais, et de la petite Limagne qui s'étendent jusqu'aux montagnes d'Auvergne.

On nous fait visiter successivement : le vestibule, pavé en mosaïque, la galerie du premier étage, le salon moderne, la salle de billard, la salle à manger, la chambre à coucher, le salon où se trouvent quelques portraits de famille, et une belle toile de Greuze, la galerie de tableaux, et la tribune de la chapelle réservée aux membres de la famille Bourbon-Busset.

Mais le temps presse. Il nous faut regagner nos voitures et continuer notre excursion.

Nous quittons Busset pour descendre par de nombreux détours dans la vallée du Sichon. Sur notre route, nous contemplons en passant le Montoncel, le roc noir de Saint-Vincent, et le mont Peyroux couronné par les ruines du château des Templiers. Puis, nous traversons ensuite le Sichon sur un pont, au delà duquel nous nous trouvons bientôt devant l'entrée de l'*Ardoisière*, qui tire son nom d'une carrière d'ardoises dont l'exploitation a été abandonnée depuis longtemps.

La galerie creusée pour l'exploitation de la carrière s'ouvre à quelques pas d'un restaurant installé dans un site plein de fraîcheur. Cette galerie large et profonde, conduit au puits d'extraction maintenant rempli par l'eau qui suinte de la montagne. La profondeur de ce puits est d'environ 60 mètres. Nous ne quittons l'Ardoisière qu'après avoir visité la cascade du Sichon, appelée aussi Gourre Saillant, où le ruisseau bondissant et rebondissant, vient s'abîmer dans un gouffre en forme d'entonnoir.

Nous continuons ensuite notre route en longeant la rive droite du Sichon, et en traversant de magnifiques vallons bordés à droite et à gauche d'énormes rochers.

Nous arrivons à Cusset, où nous nous arrêtons quelques instants pour visiter l'établissement, la source Sainte-Élisabeth et le puits Sainte-Marie.

L'établissement thermal Sainte-Marie est très coquet et possède une installation hydrothérapique irréprochable. Il est la propriété de M. Bertrand.

Précédé d'un jardin, il se compose d'un corps principal de bâtiment renfermant le salon d'attente des baigneurs, de deux ailes qui se développent à droite et à gauche, et qui contiennent les cabinets de bains, les salles de douches, etc. Devant l'entrée du salon d'attente jaillissent, à droite et à gauche, dans d'élégantes vasques les deux sources Sainte-Élisabeth et Sainte-Marie.

Nous rentrons à Vichy à 7 heures du soir pour dîner, et nous terminons la soirée, au théâtre du Casino, où des places nous ont encore été réservées, la direction ayant fait remplacer le concert par une représèntation donnée en l'honneur des membres de la Caravane.

Le lendemain, 6 septembre, à 8 heures 56 du matin, nous quittons Vichy, et, après un déjeuner au buffet de Saint-Germain-des-Fossés, nous prenons le train pour nous rendre à Néris.

Néris-les-Bains.

Quoi de plus agréable que ce voyage de Saint-Germain-des-Fossés à Néris? A la gare de Gannat il nous faut changer de train. Nous passons en effet sur le réseau du chemin de fer d'Orléans.

Nous traversons un pays ravissant; les paysages les plus pittoresques défilent sous nos yeux enchantés.

A la station de Commentry, le Dr Paul Fabre, président de la Société médicale de Gannat, et M. Pannetier ph. chimiste viennent nous annoncer que le lendemain ils se joindront à nous pour nous accompagner à Châteauneuf.

A 1 heure 29, nous entrons en gare de Chamblet. Le Dr de Ranse, qui a bien voulu se charger d'organiser la réception de la Caravane, M. le Maire de Néris, et les médecins de la station, nous attendent sur le quai.

Nous montons immédiatement en voitures, et à 2 heures 1/2, nous arrivons devant le parc de l'établissement thermal, où nous sommes salués par l'orchestre du Casino.

Un salon est préparé pour nous recevoir. Le Dr E. de Grandmaison nous souhaite la bienvenue au nom de tous ses confrères de la station, et pour nous prouver qu'il n'est pas seulement un médecin distingué, mais aussi un charmant poète, il le fait en belles strophes :

I

« Quand Rome agonisait, quand Teutons et Barbares
En hordes se ruaient sur l'Empire éperdu,
Les villas de Néris, ses temples, ses dieux lares,
Ses thermes merveilleux, tout avait disparu.

De ses cendres Néris renaît, grandit, se pare;
Et vous l'envahissez; Messieurs, le temps n'est plus
Où l'envahi tremblait sous la main du barbare,
Et je vous dis gaiement: Soyez les bienvenus!

Parmi nous, votre main est une main amie,
Vous ne promenez pas la mort et l'incendie,
Mais semez le bon grain d'un germe : le savoir.

D'un flambeau lumineux vous éclairez la route,
Où chacun d'entre nous marche droit, puis écoute
La voix d'hommes aimés qu'inspire le devoir.

II

Eh bien! Messieurs, merci! Ce petit coin du monde,
Où tous les éclopés deviennent des élus,
Cette verte vallée, en miracles féconde,
Se souviendra du jour où vous êtes venus

Visiter ses locaux. Et sa naïade blonde,
Heureuse des honneurs à ses charmes rendus,
Versera d'une main plus prodigue son onde,
Dont vous pourrez au loin raconter les vertus.

Messieurs, permettez-moi de remiser Pégase,
Toujours quinteux, souvent rétif. Je veux sans phrase,
Dire combien sont grands nos désirs, notre espoir,

Que vous n'oubliiez pas Néris! Croyez sans peine,
Si jamais près de nous un bon vent vous ramène.
Que nous serons toujours heureux de vous revoir. »

Cette allocution poétique est saluée par de vifs applaudissements, et M. le Dr de Pietra Santa se fait l'interprète de tous, en félicitant chaudement le médecin-poète, et en remerciant le corps médical de Néris, de son accueil si sympathique.

La visite de l'établissement est fixée à cinq heures. Nous profitons des quelques instants que nous avons à notre disposition pour visiter la ville.

Néris est bâti sur le plateau et le versant d'une colline d'où la vue, en suivant un vallon profondément creusé, s'étend vers la vallée du Cher. L'altitude au-dessus du niveau de la mer est de 354 mètres.

C'était une ville opulente à l'époque où les Romains dominaient dans les Gaules. Quelques auteurs prétendent que son nom viendrait de Néron. Un fait historique se rapporte à ses eaux : elles furent troublées par le tremblement de terre de Lisbonne en 1755.

Après avoir visité le parc de l'établissement, qui est très ombragé et d'un aspect très séduisant, nous nous arrêtons d'abord aux ruines de l'ancien cirque romain dont il existe encore quelques débris très bien conservés. Nous visitons ensuite l'église, de style roman, classée au nombre des monuments historiques, puis un magnifique jardin botanique, qui, grâce à la générosité de ses propriétaires, est devenu un lieu de promenade très agréable pour les habitants et les malades en traitement à Néris.

A cinq heures nous nous trouvons réunis au Casino où M. le Dr de Ranse nous fait une conférence très intéressante, et très applaudie, sur les propriétés physico-chimiques, l'action physiologique et les applications thérapeutiques des eaux. Immédiatement après cette conférence commence la visite de l'établissement thermal.

« Cet établissement, écrivait en 1859 M. Rotureau, est certainement le plus judicieusement et le mieux organisé. Les salles de bains et les piscines y sont, pour ainsi dire, dignes de servir de modèles, et l'installation offre aux baigneurs les plus exigeants tout le confort et même tout le luxe qu'il peut être raisonnablement permis de désirer. »

L'édifice représente un parallélogramme allongé dont un seul côté est entièrement terminé. Devant l'entrée se trouve un bassin dans lequel viennent se déverser les eaux des sources. Sur les parois et dans les profondeurs du bassin, on remarque une grande quantité de conferves formées par l'*anabaina monticulosa*. Cette plante donne à l'eau une couleur verte prononcée. On lui attribuait autrefois des effets thérapeutiques. Elle a un mode d'accroissement fort curieux.

Elle se développe par une série de digitations, que réunissent des pédicules très minces, et qui se gonflent peu à peu en se remplissant d'azote. Au bout de quelque temps, le filament qui les retient se rompt; l'utricule mis en liberté monte à la surface de l'eau, se distend et éclate. La réunion de ces débris végétaux forme ce que l'on appelle à Néris le limon des bains.

Sous le péristyle de l'établissement se trouvent de nombreux débris provenant des ruines des anciens monuments romains.

A l'intérieur, il existe quatre piscines dont deux très vastes ont une température moyenne d'environ 33° C.; les deux autres plus petites ont une température plus élevée. Les premières servent à la natation, les autres aux bains partiels et de courte durée.

Les cabinets pour bains particuliers sont au nombre de 52. L'eau arrive par le fond des baignoires pour éviter la perte des gaz. Chaque cabinet est muni de douches.

Enfin l'établissement renferme également un vaporarium, vaste pièce où les malades viennent aspirer la vapeur qui s'échappe du puits de César. A côté sont des cabinets pour douches descendantes, ascendantes, et écossaises, bains de vapeur partiels et pour massages.

A sept heures du soir nous nous réunissons pour le dîner. MM^mes de Ranse, Boisgard, Grand, Morice;

MM^lles Maria Morel et de Grandmaison font les honneurs de la table, ayant à leurs côtés MM. de Ranse, Farges, de Pietra Santa, de Grandmaison, Paul Fabre, E. Monin, G. Morice, Peyrot et M. le Maire de Néris.

Ici nous devons relater un incident qui fait le plus grand honneur aux maîtres d'hôtels de cette charmante station. En arrivant en gare de Chamblet, M. le Dr de Ranse nous avait distribué, au hasard, des cartes destinées à nous répartir dans les différents hôtels. Chacun de nous devait dîner dans l'hôtel qui lui serait désigné par le sort. Mais déjà une telle intimité s'est établie entre les membres de la Caravane, qu'on ne veut plus se séparer. Les protestations commencent. On veut dîner tous ensemble. Pour ne pas mécontenter des personnes qui se faisaient un vrai plaisir de nous recevoir, et ne pas créer d'embarras à l'organisateur bienveillant de la réception, M. Joltrain propose de réunir les maîtres d'hôtels à notre arrivée à Néris, et de leur soumettre notre légitime réclamation, en les priant tous de trancher la difficulté par une entente commune.

L'idée est acceptée; et à 3 heures, après les paroles de bienvenue, M. de Ranse fait part à ces Messieurs des désirs de la Caravane. Leur résolution est bientôt prise.

— Pourriez-vous, disent-ils au directeur du Casino, mettre à notre disposition un salon dans lequel nous dresserons une table de cinquante couverts?

Sur la réponse affirmative, ils se retournent vers nous.

— Eh bien, Messieurs, la difficulté est tranchée. Nous nous chargeons de tout. A sept heures vous pourrez vous mettre à table.

Et voilà comment, ce dîner de Néris a été, en moins de quatre heures, transformé en un splendide banquet, servi avec un luxe généralement inconnu dans les villes d'eaux.

Au dessert, M. le Dr de Ranse prend le premier la parole. Il félicite vivement la Société française d'Hygiène de son heureuse initiative, qui doit être si féconde en résultats.

M. le Dr de Pietra Santa, lui répond, et remercie au nom de tous, les médecins et la Municipalité de Néris de leur accueil sympathique.

M. le Professeur Farges prend à son tour la parole, pour donner, en vers improvisés, la réplique à M. de Grandmaison :

Chers amis de l'hydrologie,
Nous sommes des enfants gâtés,
Au culte de la chaste hygie
Mêlant cent autres voluptés.

De chaque nymphe le sourire
Nous accueille en amants épris,
Et pour nous attendre, à Néris
Grandmaison accorde sa lyre.

Mais en vain sa muse s'apprête
À nous traiter en conquérants;
Du premier mot, dans tous les rangs,
C'est lui qui fait notre conquête.

Puis, ce maître praticien,
De Ranse, verse la science
Beaucoup d'espoir, sage prudence,
Et le client s'en trouve bien.

Si maintenant quelque faux sage,
Vous disait : de votre voyage
Quels profits vous sont revenus?
Dites : nous nous sommes connus.

Après le dîner on se rend au Casino, où une représentation de gala nous est offerte. Le parc de l'établissement est brillamment illuminé.

La soirée se termine par un punch offert par la Municipalité.

Le lendemain, 7 septembre, à 6 heures du matin, nous quittons Néris, et nous arrivons à la station de Saint-Éloy, où des voitures nous attendent pour nous conduire à Châteauneuf-les-Bains.

Châteauneuf-les-Bains.

Lorsque la Société française d'Hygiène arrêta le programme de l'excursion de septembre, la station de Châteauneuf n'avait pas été comprise dans l'itinéraire. Ce n'était point que l'importance de cette station eût été méconnue; mais, en raison du peu de temps dont on pouvait disposer pour le voyage, et des difficultés de communications, le Comité organisateur avait dû, à son grand regret, renoncer à cette visite.

Des députés du Puy-de-Dôme, M. Richard, maire de Châteauneuf, la Société médicale de Gannat, M. le Dr Boudet, médecin inspecteur, intervinrent auprès de la Société, et insistèrent vivement pour que la station de Châteauneuf fût visitée par la Caravane hydrologique.

— Vous craignez les difficultés de communication, nous écrivaient MM. Richard et Pannetier, et vous ne croyez pas pouvoir consacrer un jour de plus à votre excursion. Nous venons vous proposer une combinaison qui vous permettra de tout concilier. D'après votre programme vous devez partir de Néris dans la matinée et arriver par Riom à Chatel-Guyon, le soir. Eh bien! au lieu d'aller jusqu'à Riom, en chemin de fer, arrêtez-vous à la station de Saint-Eloy. Là nous mettrons à votre disposition des voitures qui vous conduiront à Châteauneuf, ponr déjeuner, et ensuite à Chatel-Guyon, où vous arriverez vers 5 heures.

La proposition était trop aimable pour n'être pas acceptée. Et nous devons remercier vivement M. Richard, MM. Pannetier et Boudet de leur bienveillante insistance, car la visite à Châteauneuf a été pour nous l'occasion d'une des plus ravissantes étapes de notre excursion.

Nous arrivons donc à 8 heures du matin à Saint-Éloy, où nous sommes reçus par MM. Richard, Boudet, Pannetier, Paul Fabre et Desfilhes. Nous montons en voiture. La pluie tombe depuis le matin, mais à peine avons-nous atteint le sommet des premiers plateaux que le soleil disperse les nuages, et nous jouissons d'un temps vraiment propice pour admirer le magnifique panorama qui se déroule devant nos yeux. Nous traversons la pittoresque vallée de la Sioule découvrant, à droite et à gauche, des montagnes hérissées d'aiguilles de porphyre et de granit. A mesure que nous avançons, le paysage change d'aspect, tantôt triste et tourmenté, tantôt riant et plein de charme poétique. Vers midi, nous entrons dans la vallée de Châteauneuf qui apparaît alors dans toute sa splendeur.

L'aridité des montagnes a fait place à de beaux bois à teinte foncée, qui couvrent les hauteurs et descendent jusqu'aux vertes prairies de ce vallon, au fond duquel les eaux transparentes de la Sioule décrivent de gracieux méandres. Les ruines pittoresques d'un pont de pierre forment le premier plan d'un charmant tableau formé par la rivière, les établissements thermaux, et la majestueuse montagne sur laquelle Chateauneuf étale en amphithéâtre ses maisons bizarrement groupées.

« Les beautés pittoresques de l'Auvergne, écrit notre ami le Dr Boucomont, sont ordinairement empreintes d'une majesté un peu sévère. Rien n'est beau, mais triste comme le Mont-Dore, Saint-Nectaire, etc. Rien au contraire n'est plus riant que Châteauneuf. On reste sous le charme de ce ravissant paysage ainsi jeté à l'extrémité de l'Auvergne, qui semble vouloir se parer de ses plus séduisants attraits, pour laisser dans l'âme des voyageurs qui vont le quitter un souvenir ineffaçable ».

C'est en effet un souvenir ineffaçable qu'a laissé dans l'esprit de tous les membres de la Caravane hydrologique notre trop court séjour dans cette admirable station. Combien il est regrettable que ce petit pays soit si peu connu des baigneurs et des touristes? L'éloignement et la difficulté des communications en sont peut-être la seule cause. La Municipalité de Châteauneuf, et son dévoué Maire

M. Richard, font actuellement tous leurs efforts, pour donner à cette station toute la vogue qu'elle mérite. Nous avons la conviction que ces efforts seront couronnés de succès. La Caravane hydrologique de 1887, et la Société française d'Hygiène, seraient heureuses d'y contribuer.

Dès notre arrivée, nous nous divisons en deux groupes : les uns se rendent au Grand Hôtel du Petit Rocher, les autres à l'Hôtel du Petit Moulin. Après un excellent déjeuner, nous visitons les sources, les piscines, les salles de douches et de bains.

Châteauneuf possède un nombre assez considérable de sources froides et thermales, ainsi que plusieurs établissements espacés sur les rives de la Sioule, et divisés en deux groupes: celui de Méritès et celui des Bordats.

Le principal établissement du hameau de Méritès, connu sous le nom de « Grands Bains » contient deux piscines et cinq cabinets de douches. Les piscines sont alimentées par une source qui s'échappe des fissures de la roche. Un parc contigu à l'établissement, et comprenant toute la presqu'ile de Saint-Cyr, offre aux baigneurs ses fraîches allées tracées le long de la Sioule, et encadrées par les rochers à pic.

Le hameau des Bordats possède aussi deux piscines alimentées l'une par la source du Petit Rocher, et l'autre par celle de la Rotonde. Ces sources très abondantes jaillissent en gerbes au milieu des baigneurs, et dégagent des flots d'acide carbonique.

Notre visite terminée nous nous réunissons dans un des salons de l'établissement des Grands Bains, où M. le Dr Boudet, le savant médecin inspecteur, nous fait une conférence très applaudie sur la valeur thérapeutique des eaux.

Mais le temps presse, et c'est avec regret que nous voyons bientôt arriver l'heure du départ. Déjà les voitures nous attendent pour nous conduire à Châtel-Guyon. On ne peut se résoudre à quitter ce charmant séjour.

Nous montons en voiture au milieu des manifestations

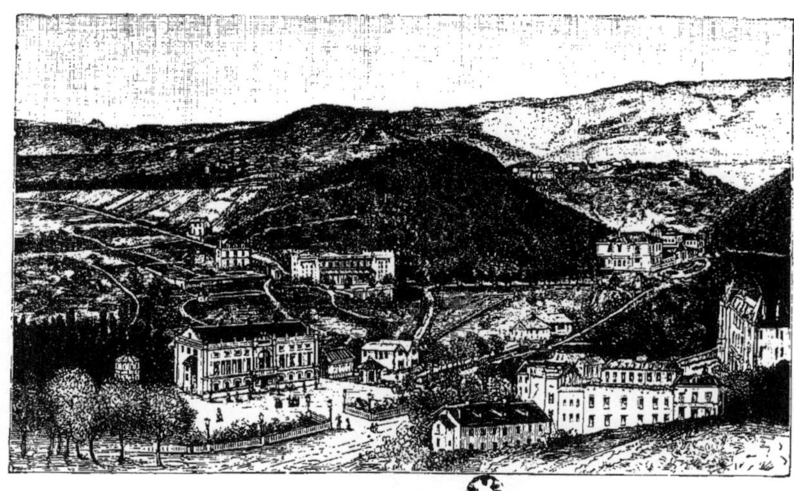

Châtel-Guyon.

sympathiques des habitants du pays. M. le Maire de Châteauneuf nous remercie chaleureusement d'avoir consenti à faire un détour, pour visiter cette intéressante station, tandis que nous le remercions de notre côté, de nous avoir si généreusement mis à même de modifier notre premier itinéraire. La directrice de l'hôtel du Petit Rocher distribue à chacun de nous de magnifiques bouquets de fleurs cueillies dans le parc de l'hôtel.

Nous devions quitter Châteauneuf à deux heures. Il est plus de trois heures quand nous nous mettons en route pour Châtel-Guyon, où nous arrivons seulement à sept heures du soir.

Châtel-Guyon.

Depuis près de deux heures, M. le Dr Baraduc, médecin inspecteur de la station, M. le Dr Deschamps et M. le Régisseur de l'établissement thermal nous attendent devant l'hôtel des Thermes.

Mais déjà l'heure est trop avancée pour visiter l'établissement thermal et les sources. Le jour commence à tomber. Il nous faut remettre la visite au lendemain matin, et informer par le télégraphe notre ami le Dr Boucomont de la nécessité dans laquelle nous nous trouvons de retarder de deux heures notre arrivée à Royat.

A sept heures et demie nous nous mettons à table ; et après le dîner nous nous rendons au théâtre du Casino, où une représentation extraordinaire est donnée en l'honneur des membres de la Caravane.

Le Casino de Châtel-Guyon est un des plus gracieux monuments de ce genre. Il a été transporté des jardins de l'Exposition Universelle de 1878, et installé dans un site des plus pittoresques, qui ajoute encore aux charmes de la construction.

Il se dessine sur un fond de verdure au sommet d'un monticule qui domine la station. On y arrive par une large allée circulaire ou par différents chemins à pente douce. De la terrasse, le regard embrasse une vue splendide, bornée d'un côté par les montagnes de l'Auvergne, de l'autre par les riches plaines de la Limagne.

C'est dans l'immense salle des fêtes, qui sert à la fois de salle de spectacle, de concert ou de bal, qu'est donnée la représentation. Les murs de cette salle sont pavoisés de drapeaux tricolores, de cartouches portant les initiales de la Société française d'Hygiène et réunis par des guirlandes de feuillage et de fleurs.

Après la représentation, nous passons sur la terrasse du Casino qui est gracieusement illuminée. Des fusées nous annoncent le commencement d'un brillant feu d'artifice tiré sur les hauteurs du Calvaire situé en face de nous.

Ici, un incident se produit; pendant que nous sommes réunis, une fusée vient tomber au milieu de nous, en causant un mouvement de panique parmi les nombreuses personnes qui nous entourent. On craint que quelques membres de la Caravane n'aient été blessés. Heureusement il n'en est rien. Seuls le Dr Boisgard et le Pr Farges ont leurs pantalons légèrement brûlés.

Le lendemain 8 septembre, on se lève de bonne heure pour visiter la ville, car le départ est fixé à 9 heures et nous n'avons pas un instant à perdre.

Le village de Châtel-Guyon est situé dans un endroit très pittoresque sur les bords du Sardon, au pied d'un monticule surmonté d'une croix, et où s'élevait jadis le château féodal de Guy II, comte d'Auvergne. De ce point la vue domine toute la Limagne, limitée au fond et à l'est par les montagnes du Forez. Au sud, on aperçoit derrière le Casino le sommet du Puy-de-Dôme, à l'ouest se dessine le château de Chazeron, monument du xviie siècle. C'est le château de Guy II (*Castrum Gudonis*) qui donna son nom au village de Châtel-Guyon.

A sept heures, M. le Dr Baraduc nous attend pour nous faire visiter les nombreuses sources qui alimentent l'établissement thermal situé sur la place des bains et construit en 1859, par M. Brosson, Maire de la commune de Pont-du-Château. C'est un élégant chalet auquel on arrive en traversant un pont rustique jeté sur la rivière du Sardon. Le rez-de chaussée est percé de demi-fenêtres cintrées qui éclairent les cabinets de bains, et les larges fenêtres du premier étage sont surmontées de faïences décoratives, du plus gracieux effet.

L'établissement renferme vingt-deux cabinets garnis de larges baignoires en lave, ou en stuc, d'une contenance d'environ 500 litres. Plusieurs de ces cabinets sont munis d'appareils à douches. Du fond de chaque baignoire s'élance le jet d'eau minérale qui doit l'alimenter et qui vient directement de la source. Deux piscines à eau courante, un service de bains de pieds et de douches complètent l'aménagement balnéaire. Enfin deux salles spéciales ont été construites récemment pour le lavage de l'estomac.

La buvette est installée devant la façade, et consiste dans un kiosque abritant la vasque au fond de laquelle l'eau de la source émerge en bouillonnant.

A l'est s'étend en pente douce un parc ombragé, arrosé par le Sardon.

Après cette visite, nous assistons à une très intéressante causerie-conférence faite par M. le Dr Baraduc, dans la grande salle des fêtes du Casino. Puis, nous faisons nos adieux et nous adressons nos sincères remerciements à nos confrères et à M. le Régisseur de l'établissement, pour leur bienveillant accueil.

A neuf heures, nous partons en voiture pour Riom, où nous prenons le train de Clermont-Ferrand.

Royat.

A notre arrivée en gare de Clermont-Ferrand, nous trouvons les membres de la Société Gay-Lussac, de

Limoges, qui, sous la conduite de leur sympathique secrétaire-général, M. Garrigou-Lagrange, sont venus nous
rejoindre pour continuer l'excursion avec nous.

Nous faisons en voitures le trajet de Clermont à Royat,
et nous descendons devant l'entrée du parc.

M. le Dr Blatin, député du Puy-de-Dôme, M. Cohendy,
maire de Royat, et son Conseil municipal au grand complet, ayant à leurs côtés la Société médicale de Royat tout
entière, M. Chassan, régisseur de l'établissement, et les
représentants de la Compagnie fermière, viennent nous
recevoir. Ils sont précédés par la fanfare l'*Écho de la
Vallée*.

Une foule nombreuse composée de baigneurs et d'habitants de Royat nous entoure.

M. le Maire nous souhaite la bienvenue au nom de la
Municipalité et des habitants de Royat.

« Vous trouverez ici, dit-il, la plus cordiale hospitalité,
une population heureuse et flattée de recevoir des médecins et des savants qui tiennent dans la science un rang
distingué et qui font honneur à notre pays.

« J'espère que vous emporterez de votre court séjour
parmi nous un souvenir agréable.

« Royat, ses eaux dont vous appréciez les vertus, les
sites de nos montagnes méritaient votre visite.

« Je vous remercie d'avoir voulu nous consacrer quelques
heures, et je conserve l'espoir que vous nous reviendrez. »

Ces paroles sont saluées par de nombeux applaudissements. Notre président M. le Dr de Pietra Santa, répond
à M. le Maire, en le remerciant ainsi que le Conseil municipal, et tous nos confrères de Royat, de leur accueil
empressé.

Puis les présentations sont faites par notre collègue
le Dr Boucomont.

A midi, un déjeuner de soixante couverts nous est offert
par la Municipalité et les médecins de Royat à la Restauration du Casino.

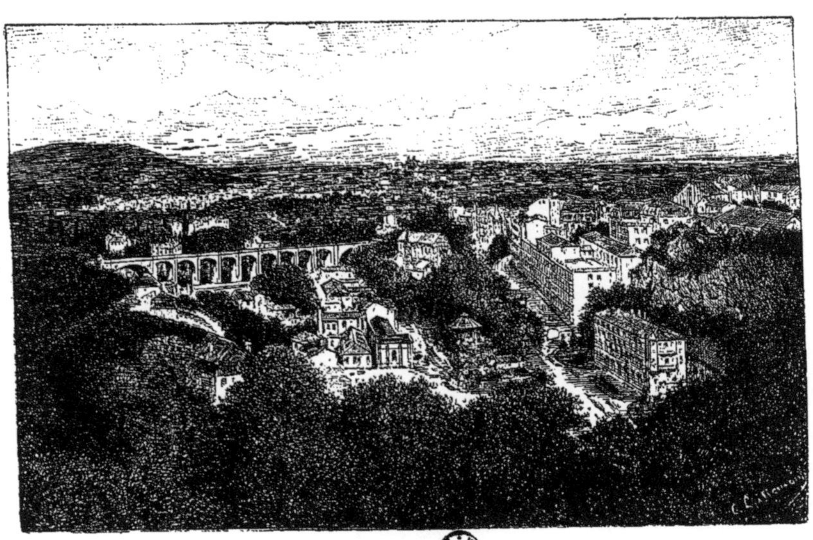

Royat

Immédiatement les conversations commencent joyeuses
et animées, pour se continuer pendant tout le déjeuner.
On semble assister à une véritable fête de famille.

Au dessert, M. le Maire de Royat prend le premier la
parole. Il remercie de nouveau les membres de la Caravane hydrologique de leur visite, et termine par un toast
très applaudi à la Société française d'Hygiène et à son
savant président M. Marié-Davy. M. le D\u1d63 de Pietra Santa
répond par quelques paroles émues; il félicite les médecins
de Royat du parfait accord qui règne entre eux, et les
remercie de s'être trouvés réunis pour recevoir des confrères qui, dans cette excursion, n'ont été guidés que par
leur amour de la science. M. Garrigou-Lagrange à son
tour, au nom de ses collègues de la Société Gay-Lussac,
porte un toast à l'union de cette Société avec la Société
française d'Hygiène. Enfin M. le D\u1d63 Fredet termine par
un remarquable discours qui est plusieurs fois interrompu
par de frénétiques applaudissements.

A deux heures des voitures-tramways nous attendent
devant l'entrée du parc, pour nous conduire au sommet
du Puy-de-Dôme.

Nous devons adresser ici des remerciements à M. le
D\u1d63 Le Marchant qui s'était spécialement chargé de l'organisation de cette intéressante partie de notre programme,
et qui s'est acquitté de sa tâche à la plus grande satisfaction de tous.

Un temps magnifique favorise notre ascension. Pas le
moindre nuage à l'horizon. Nous suivons une route déli-
cieusement ombragée, sans perdre un instant de vue les
cimes majestueuses du Puy-de-Dôme, et nous arrivons au
col de Ceyssat, où des rafraîchissements nous sont offerts
par la Compagnie des Eaux minérales de Royat. Là, nous
devons abandonner nos voitures, et poursuivre à pied
l'ascension par un chemin à lacets.

Arrivés au sommet de la montagne, nous éprouvons
une vive émotion en contemplant l'immense panorama

qui se déroule devant nos yeux, et qui embrasse, au sud : la chaîne des monts Dôme, à l'ouest le Limousin, et à l'est la Limagne.

La hauteur du Puy-de-Dôme est de 1,468 mètres au-dessus du niveau de la mer, et de 1,100 mètres au-dessus de la Limagne.

Nous visitons immédiatement l'Observatoire et les curiosités archéologiques de la montagne.

L'idée première de la création d'un Observatoire météorologique sur le sommet du Puy-de-Dôme appartient à M. Alluard, professeur de la Faculté de Clermont. En 1869, M. Faye, membre de l'Institut appuyait vivement ce projet auprès de M. Duruy, alors Ministre de l'instruction publique ; mais ce n'est qu'en 1876 que fut achevée la construction de cet établissement modèle.

L'Observatoire se compose de deux bâtiments : Le premier consiste en une tour d'observation qui renferme les appareils astronomiques, et communique par un passage souterrain avec le second, dans lequel sont installés le cabinet du Directeur, le bureau télégraphique et le logement du gardien. Il est relié par un fil télégraphique avec la station de Rabanesse placée près de Clermont.

Les ruines du temple élevé à *Mercure Arverne* sur le sommet du Puy-de-Dôme sont également intéressantes à visiter. On se demande, avec étonnement, comment ces blocs énormes de pierre ont pu être transportés jusqu'au point culminant de la montagne. On est forcé de reconnaître que nos ingénieurs, malgré les ressources mises à leur disposition par le progrès, reculeraient aujourd'hui devant ces travaux gigantesques accomplis par les Romains, il y a près de 2,000 ans.

C'est à l'époque des travaux entrepris pour la construction de l'Observatoire, qu'on acquit la certitude que les ruines aujourd'hui classées parmi les monuments historiques, étaient bien celles du temple de Mercure-Vasser dont Pline fait d'ailleurs mention.

A 7 heures, nous rentrons à Royat pour dîner. On comprend que, depuis notre arrivée, le temps nous a manqué pour visiter les curiosités de la ville et l'établissement. Il faut donc remettre cette visite au lendemain.

Le Dr Poucomont avait retenu à dîner la plus grande partie des membres de la Caravane. D'autres avaient été invités déjà par le Dr Petit et quelques confrères de Royat, MM. Imbeyre-Gourbeyre et Bourgade de la Dardye.

Après le dîner, on se rend au Casino, à la soirée de gala où l'on donne, pour la circonstance, une représentation de la Rose de Saint-Flour, avec les bourrées d'Auvergne.

Le Casino est un grand et magnifique chalet dont l'architecture pittoresque se marie fort bien avec les beaux arbres qui l'entourent. Il renferme un très spacieux rez-de-chaussée qui donne sur le parc auquel il se relie par des terrasses, où se trouve la Restauration. La salle de spectacle est de plein pied à l'opposé des allées du parc. Le Cercle et la salle de lecture sont installés au premier étage.

Le parc forme une délicieuse promenade attachée aux flancs mêmes de la vallée. Les moindres accidents du terrain ont été mis à profit pour en varier les aspects. Au moment où nous entrons dans la salle du théâtre, les jardins sont brillamment illuminés, et quand nous en sortons, la fête est encore dans tout son éclat, jusqu'à l'heure où nous devons nous retirer pour aller prendre un peu de repos.

Le lendemain on se lève de bonne heure, car on veut visiter Royat, et la visite de l'établissement thermal et des sources est fixée à 9 heures.

« Resserré entre deux montagnes couvertes d'une puissante végétation, le village de Royat, dit Eugène Guinot, est groupé à l'entrée d'une gorge profonde, creusée par un courant de lave. Les blanches maisons, les moulins, les chaumières échelonnées sur une pente douce, apparaissent au milieu des arbres, comme un nid de verdure. Au sommet se dresse l'église, d'un aspect imposant, munie de tours et de créneaux, semblables à une forteresse. Au bas du village se trouve la célèbre grotte de Royat, avec ses sources qui, jaillissant en cascades, vont se répandre dans la Tiretaine.

« Les admirateurs des beautés de l'Allemagne et de la Suisse ne trouveront dans leurs albums rien de plus pittoresque, ni de plus suave, que le tableau formé par ces rochers, ces bois, ces cascades, ce village qui grimpe et qui sourit à travers des arbres touffus, cette église formidable et cette grotte merveilleuse qui semble le frais et mystérieux asile d'une divinité mythologique, l'agreste boudoir d'une Naïade. »

Nous avons tenu à citer textuellement ces quelques lignes qui donnent plus éloquemment que nous ne saurions le faire, une idée exacte de l'impression ressentie par tous les touristes qui séjournent à Royat.

L'établissement thermal, construit en 1854, profile sur le parc sa façade décorée de colonnes ioniques en lave de Volvic, de statues, et de majestueuses ouvertures à pleins cintres. Le caractère est monumental. Un large vestibule, succédant à la porte d'entrée, donne accès aux diverses sections du service balnéaire. A droite et à gauche, s'étendent deux galeries sur lesquelles s'ouvrent quarante-huit cabinets de bains. A leur extrémité se trouvent le service des douches, les salles de pulvérisation, avec des appareils spéciaux, la piscine alimentée par un courant d'eau minérale sans cesse renouvelé.

Les sources sont au nombre de quatre, dont la température et la composition varient : ce sont les sources Eugénie, Saint-Mart, César, et Saint-Victor.

La première est la plus importante. Un jet énorme s'élance du sol et y déverse 1,000 litres par minute. Elle alimente à elle seule 85 baignoires, et son immense débit permet de donner les bains à eau courante.

La *grotte du Chien* située à quelques pas de l'établissement thermal, mérite aussi d'être visitée. Un grand nombre de malades atteints de suffocation, d'asthme, ou

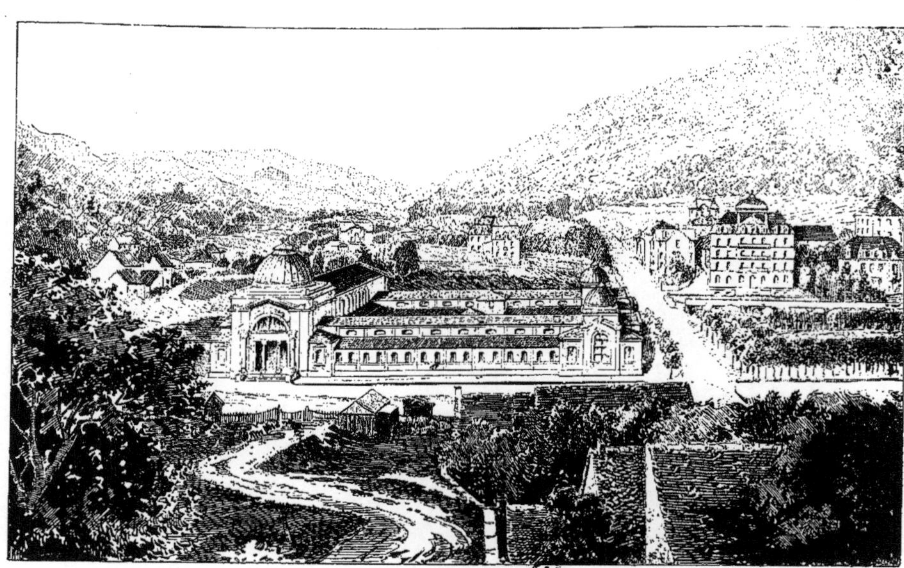

La Bourboule.

de bronchite vont en effet, chaque jour, y faire des inhalations d'acide carbonique. Ce gaz s'y dégage en quantité abondante, et se dépose sur le sol en une couche épaisse qui varie suivant la température et suivant la pression barométrique.

Après la visite de l'établissement thermal et des sources, nous nous réunissons dans l'un des salons du Casino pour assister à l'intéressante causerie-conférence qui nous est faite par notre collègue et ami le Dr Boucomont.

A onze heures et demie nous nous rendons à la gare de Royat, accompagnés par nos confrères, et nous prenons le train pour Laqueuille et la Bourboule.

La Bourboule.

Les stations de la Bourboule et du Mont-Dore, ne sont pas encore desservies par le chemin de fer. C'est à la station de Laqueuille qu'il faut descendre pour s'y rendre en voiture.

L'importance de ces deux stations, le nombre des malades qui s'y rendent chaque année, mériteraient cependant que la Compagnie des chemins de fer d'Orléans fît quelques sacrifices à cet égard.

En descendant du chemin de fer à la gare de Laqueuille, nous trouvons notre collègue le Dr Ad. Nicolas, accompagné de M. le Dr Pourcher et de M. Pipet, pharmacien à la Bourboule, qui ont été délégués par leurs confrères de la station pour venir nous attendre.

Lorsque la visite de la Caravane hydrologique leur avait été annoncée, les médecins de la Bourboule avaient en effet, sur la proposition du Dr Ad. Nicolas, institué trois Commissions chargées de nous faire les honneurs de la station. L'une devait venir nous recevoir à la gare, l'autre préparer le banquet, à la troisième incombait le soin du programme de la soirée. On verra par la suite que les membres de ces trois Commissions, ont rivalisé de zèle pour nous rendre agréable notre séjour dans leur station.

Nous montons en voiture : et après avoir suivi une route pittoresque, nous arrivons à la Bourboule. Nous descendons à l'hôtel pour nous débarrasser vivement de nos bagages, car déjà nous sommes attendus à l'Hôtel de Ville, où quelques instants après, M. le Maire, entouré de tous les membres du Conseil municipal nous souhaite la bienvenue. Dans un discours très applaudi, il félicite la Société française d'Hygiène de l'heureuse initiative qu'elle a prise et qui permet aux médecins de venir étudier sur places les eaux minérales de la France.

M. le Dr de Pietra Santa répond en quelques mots et remercie le Maire et la Municipalité de la Bourboule de leur très bienveillant accueil.

Aussitôt commence la visite de l'établissement. A notre arrivée nous sommes reçus par M. l'ingénieur Lamarle, directeur de la Compagnie concessionnaire, entouré de son personnel, et des médecins consultants de la station.

La Caravane se partage en plusieurs groupes ; et chaque groupe parcourt les différentes salles de l'établissement, sous la conduite d'un médecin consultant, qui nous donne les renseignements les plus précis et les plus complets.

Le grand établissement des Thermes situé sur le boulevard de l'Hôtel-de-Ville, forme un vaste rectangle de cent vingt mètres de longueur sur cinquante de profondeur. A chacun des angles existent des pavillons surmontés de coupoles élégantes. Derrière l'établissement murmure la Dordogne ; en face se trouve le magnifique parc de la Compagnie étalant ses massifs verdoyants, ses lacs et ses ruisseaux ombragés.

L'entrée principale donne accès à une galerie centrale qui partage l'établissement en deux parties égales, et dont la vaste nef excite l'admiration par ses proportions élégantes et par les peintures qui la décorent. Cette large et belle galerie sert de promenoir couvert, et abrite les buvettes. De chaque côté s'ouvrent les salles de grandes douches chaudes.

Le service balnéaire est établi dans des galeries qui unissent les pavillons angulaires. Cent vingt cabinets de bains précédés d'un vestibule, et munis d'un système complet de douches locales, s'ouvrent sur les longues galeries. Dans les pavillons d'angle sont disposées les salles de pulvérisation et de humage , de douches nasales, les vestiaires, les chauffoirs et les salles d'inhalation. Dans ces dernières, le malade est plongé dans une atmosphère de vapeur mêlée de gouttelettes d'eau minérale qui résultent du poudroiement de l'eau chaude projetée sur un plateau horizontal avec une forte pression.

En dehors de cet établissement il en existe deux autres . celui du Dr Choussy construit dans une large échancrure du rocher et comprenant 44 cabinets de bains et une buvette; et l'établissement Mabru qui ne contient que 31 cabinets de bains.

Les sources exploitées par la Compagnie des eaux minérales de la Bourboule sont au nombre de sept. Ce sont les sources Choussy, Ferrière, de Sedaiges, de la Plage, du Puits Central, et les deux sources Fenestre.

Les sources Ferrière et Choussy sont les plus chaudes et les plus abondantes. Les eaux de Fenestre faiblement minéralisées, mais sensiblement ferrugineuses, ne sont guère employées que comme eau de table.

Après la visite de l'établissement thermal nous faisons l'ascension du rocher de la Bourboule.

« C'est au sommet de ce rocher, écrit M. Léon Chabory, que le paysan naïf vous montrera ces empreintes laissées par les verres dans lesquels buvaient les bonnes fées de la Bourboule.

« Il vous montrera aussi une empreinte, trace des pieds de l'une de ces protectrices de la Bourboule, empreinte lilliputienne que vous ne pourrez vous refuser à reconnaître pour celle d'un pied de fée ».

Mais l'ascension du rocher ne suffit pas à nos excursionnistes. Quelques intrépides veulent poursuivre plus loin leur promenade. Ils se dirigent vers les cascades de la Vernière et du Plat-à-Barbe.

Précédée d'une verte pelouse ombragée d'arbres séculaires, la cascade de la Vernière pittoresquement encadrée de rochers couverts de hêtres et de sapins, se précipite en une large nappe dont la chute a huit mètres de hauteur. Les milliers de gouttelettes qui s'en détachent semblent autant de flocons de neige. Au milieu de la cascade, un fragment de rocher détruit l'uniformité de la chute, et forme un bassin d'où l'eau tombe perpendiculairement.

A quelques pas de là, en suivant le sentier qui conduit à la vallée de la Scierie, on arrive à la cascade du Plat-à-Barbe située dans une gorge profonde, entre deux murailles de rochers taillés à pic.

Le ruisseau du Cliergue, dont le lit se dérobe tout à coup, court sur un plan incliné, et se jette ensuite d'une hauteur de dix-huit mètres, dans une excavation du roc dont la forme rappelle celle d'un plat à barbe. Pour voir cette disposition il faut s'avancer au bord du précipice, et se cramponner aux sapins qui le couronnent. C'est à cette forme de l'excavation que la cascade doit son nom.

A 7 heures, nous devons nous retrouver réunis à l'hôtel des Iles Britanniques, dirigé par M. Donnaud. C'est là qu'a lieu le banquet, organisé par les soins de MM. les Drs Dauzat, Ad. Nicolas et Olivier. Mais au moment de nous mettre à table, plusieurs de nos collègues manquent à l'appel. Ce sont ceux qui, séduits par les sites pittoresques, ont voulu continuer l'excursion, sans songer à l'heure du retour. Ils arrivent enfin au moment où le premier service est déjà terminé.

Le dîner est présidé par M. le Maire de la Bourboule et par M. le Dr Daujoy, doyen des médecins de la station. MMmes Boisgard, Ed. Michel, Ad. Nicolas, Olivier, et Mlle Maria Morel, font les honneurs de la table. La majorité des médecins de la Bourboule et les notables de la ville ont tenu à assister au banquet. Les conversations sont vives et animées. Au dessert, M. le Dr Danjoy prend le premier la parole. Dans un toast très spirituel, il rappelle les origines des Thermes et démontre les avantages de ces excursions faites par des médecins qui tiennent à connaître par eux-mêmes les stations hydro-minérales dans lesquelles ils peuvent envoyer leurs malades.

« Il y a quelques années encore, dit-il, les malades, qui venaient passer une saison à la Bourboule, se croyaient obligés de se rendre chaque jour au Mont-Dore, qu'ils considéraient comme une succursale de la Bourboule. »

La Commission, chargée d'organiser le programme de la soirée, était composée de MM. les Dr Heulz, Michel et Riberolles.

En tête de ce programme figure le punch qui nous est offert par la Municipalité et par M. l'ingénieur Lamarle, directeur de la Compagnie, au Casino Chardon.

Le Casino de la Bourboule est une élégante construction dont l'apparence extérieure s'harmonise agréablement avec le cadre qui l'entoure.

Sa terrasse domine la Dordogne. A l'intérieur sont les salles de bal, les salons des fêtes, de conversation, de lecture, de petits chevaux, le Cercle de la Bourboule et le théâtre. Le Casino est entouré d'un magnifique parc dans lequel se donnent les concerts et les bals d'enfants.

Cette installation fait le plus grand honneur au propriétaire qui prend chaque année l'initiative de quelques divertissements nouveaux, permettant aux baigneurs de joindre l'agréable à l'utile.

Au moment où nous sortons du Casino, éclatent les premières fusées d'un magnifique feu d'artifice tiré sur la place.

C'est le dernier hommage adressé à la Caravane hydrologique par la Compagnie des eaux et la Municipalité. Des applaudissements unanimes, auxquels viennent se joindre ceux de la population de la Bourboule saluent la fin de cette excellente soirée qui fait le plus grand honneur à ses organisateurs.

Il est minuit quand nous rentrons à l'hôtel pour nous coucher.

Le Mont-Dore.

Le trajet en voiture de la Bourboule au Mont-Dore est d'une heure environ. Les ravissants paysages, les sites pittoresques qui se déroulent sous nos yeux, tout le long de notre route, nous font regretter que ce trajet soit si court.

Le village du Mont-Dore présente un aspect assez triste, mais il est situé dans une vallée qui est certainement l'une des parties les plus curieuses de l'ancienne Auvergne. Le soulèvement du sol, les cratères et les coulées de lave attestent que, dans des siècles reculés, ces contrées aujourd'hui si paisibles et si fertiles, furent bouleversées par d'affreux cataclysmes.

A 10 heures du matin, au moment où nous débarquons devant l'établissement thermal, M. Chabory, Maire du Mont-Dore, MM. les Drs Joal, Alvin, Emond et Tardieu, M. Chabaud, régisseur de l'Établissement, nous attendent depuis longtemps. Ils nous font un accueil chaleureux, nous félicitant d'avoir bien voulu les visiter, mais regrettant que notre visite n'ait pu avoir lieu quelques jours plus tôt, la saison thermale étant déjà presque terminée.

Après les compliments d'usage, nous nous rendons à l'hôtel Chabory, où nous attendent des chambres très confortables et, quelques instants après, nous nous réunissons pour visiter l'établissement thermal.

En 1817, lorsque furent commencées les fouilles pour la construction de l'établissement actuel, les ouvriers firent sauter quelques vestiges de fondations romaines. Cherchant plus profondément pour trouver le sol ferme, ils découvrirent une piscine gauloise, et l'on dut conclure de cette découverte que les Romains avaient, sans le savoir, construit leur établissement sur le vieil édifice gaulois.

Ces épaves de l'antique prospérité du Mont-Dore ont été recueillies avec soin par Michel Bertrand, la Providence du Mont-Dore. Elles sont déposées aujourd'hui au centre d'une vaste rotonde entourée de grands arbres, qui est le lieu de promenade le plus fréquenté par les baigneurs.

L'établissement des bains est adossé à la montagne de l'Angle, des flancs de laquelle s'échappent les sources thermales.

Au rez-de-chaussée existent deux piscines de trois baignoires alimentées à eau vive par la source Madeleine et servant surtout aux indigents. Trente baignoires munies de douches sont disposées le long des galeries du Nord et du Sud.

Au premier étage se trouvent les bains de luxe, dits tempérés. Les baignoires en lave porphyrique sont alimentées par la source César et la source froide de Sainte-Marguerite.

Au second étage, on trouve les bains dits : du Pavillon. Cinq cabinets sont disposés directement sur les griffons des sources chaudes, et notamment de la source Saint-Jean.

Le sous-sol sillonné par des tuyaux de plomb contient de nombreux souvenirs du passage des Romains. On y remarque notamment le puits Rigny, creusé par eux, et dont la margelle seule est de construction moderne ; et la source Ramond qui a été conduite en 1876 sous le promenoir couvert.

A gauche de la salle des Pas-Perdus sont situées les cuvettes alimentées par les sources Bertram, Ramond et César. A l'extrémité de cette salle, nous visitons le magasin des produits tirés des eaux : pastilles, sucres d'orge, etc.

En sortant, nous traversons la place, et nous entrons dans l'établissement des vapeurs, qui comprend aujourd'hui huit salles d'aspiration, deux salles de pulvérisation, deux cabinets de douches naso-pharyngiennes et vingt-deux douches de vapeur.

Cette installation, l'une des plus complètes qu'il y ait en Europe, est due à l'initiative de M. Gabriel Chabory, qui fut pendant plus de trente années maire du Mont-Dore, et employa tous ses efforts à la prospérité de son pays.

Cette visite terminée, nous nous réunissons dans le grand salon de l'Etablissement des Bains, où nous écoutons avec le plus vif intérêt les savantes causeries-conférences qui nous sont faites par MM. les Drs Alvin, Joal, Emond et Tardieu. Nos trois premiers confrères se sont en effet partagé la tâche de nous instruire, en nous indiquant les indications et les contre-indications des diverses sources de la station.

M. le Dr Tardieu s'est réservé la partie relative à l'analyse chimique des eaux. Il nous intéresse vivement en nous faisant part des recherches qu'il a faites, et qui lui ont permis de constater d'une façon certaine la présence du fluor dans les eaux du Mont-Dore.

A midi, nous sortons de l'Etablissement des Bains, et nous entrons à l'hôtel Chabory où nous déjeunons en compagnie de nos confrères, de M. le Maire et de M. Chabaud, con cessionnaire des eaux.

Après le déjeuner, des ânes et des chevaux nous attendent. Nous nous mettons en route pour l'ascension du Pic-du-Sancy. Mais, avant notre départ, M. Brœmer tient à prendre une photographie de la Caravane hydrologique.

Le sommet du Sancy est le point le plus élevé des montagnes de l'Auvergne (1,900 mètres).

Nous sortons du Mont-Dore par la grande rue, laissant à gauche l'établissement thermal, et nous nous engageons ensuite dans un sentier étroit et rapide taillé le long de la côte. C'est le chemin du Pic-de-Sancy. Après avoir traversé la Dordogne et la Dore, nous apercevons la cascade du Serpent qui coule lentement et en suivant les détours de son lit. En face de nous tombe perpendiculairement la cascade de la Dore.

Quelques instants après, nous nous trouvons au pied du Grand-Roc, sur une espèce d'esplanade où des monceaux de pierres forment des murailles très basses.

Là, M. Léon Chabory nous raconte une légende du pays qu'il a reproduite d'ailleurs dans son *Guide du voyageur au Mont-Dore et à la Bourboule*. Voici cette légende :

« Dans ce pays existait, il y a de cela bien longtemps, un homme du nom de Mathusalem. Il possédait quatre vaches qui s'appelaient : Paris, Bordeaux, Lyon et Clermont. Elles parquaient entre les murailles que l'on voit, et qui ont toujours été ce qu'elles sont aujourd'hui. Quant à Mathusalem, il couchait à la belle étoile, tout auprès de ses vaches.

» — A quoi sert de bâtir ? disait-il, nous avons si peu de temps à vivre !

» Il vécut ainsi plus de neuf cents ans. Le jour de sa mort, ses quatre vaches partirent, chacune par un chemin différent, et là où elles s'arrêtèrent furent fondées quatre villes qui portent leurs noms. Ce sont ces vaches qui tracèrent les chemins que l'on remarque aux environs de Randanne, où elles allaient souvent pacager, sous la garde du patriarche. »

Continuant notre chemin, nous traversons le ravin de la Dague, qui émerge sous deux grosses pierres, puis, après avoir laissé sur notre droite des marais formés par la Dore, nous arrivons au col de Sancy.

Nous devons mettre pied à terre, laissant nos montures à nos guides, et gravissant le sommet du pic qui n'est pas accessible aux chevaux ; nous atteignons le faîte du géant de la France centrale.

De ces hauteurs, la vue s'étend au loin dans toutes les directions.

Nous voyons, à l'ouest, le Limousin et la Marche.

Au midi, nous apercevons le Plomb du Cantal, le lac de Chambedaze, le lac Chaunet, les montagnes Hautes et les plaines de Chastreix.

A l'est, nous apercevons le cordon de Thiers qui se joint aux monts du Cantal ; plus près de nous, les plaines de Saint-Victor, de Besse et le puy Ferrand, le lac Chambon, le château de Murol, le lac du Tortaret, la vallée du Chambon et une partie de celle de Chaudefour.

Au nord, ce sont les plaines de la Creuse cachées en partie par la Banne d'Ordenche et le Puy-Gros, les roches Tuillière et Sanadoire, les plaines et le lac de Guery.

Enfin derrière les Puys de la Tache et du Barbier, se profilent le Puy-de-Dôme et son observatoire.

De même qu'au Puy-de-Dôme le temps nous favorise encore. Le soleil brille d'un vif éclat. Malgré l'altitude à laquelle nous nous trouvons, la température est assez douce pour nous permettre de nous asseoir sur l'herbe, autour de la croix plantée sur le sommet du Sancy. Nous contemplons ce magnifique panorama, pendant que les plus intrépides d'entre nous, séduits par les beautés du paysage, continuent l'excursion jusqu'au sommet du Puy-Ferrand.

Nous redescendons ensuite en suivant le même chemin, et nous rentrons au Mont-Dore pour l'heure du dîner.

Quand nous nous levons de table, un feu d'artifice tiré dans le parc nous annonce le commencement de la soirée qui nous est offerte dans les salons du Casino. Bien que le théâtre soit fermé (la saison thermale au Mont-Dore étant terminée), M. Chabaud a tenu à ce que nous ne fussions pas privés de distractions, et il a fait venir spécialement pour nous quelques artistes que nous sommes heureux d'applaudir.

A onze heures, nous rentrons à l'hôtel pour nous coucher.

Ici devait se terminer l'excursion de la Caravane hydrologique. La station du Mont-Dore était, en effet, la dernière inscrite à notre programme.

Mais les membres de la Société Gay-Lussac, de Limoges, nous invitent à un déjeuner qu'ils ont décidé de nous offrir le lendemain à Saint-Nectaire (1).

Comment résister à une aussi gracieuse invitation?

Saint-Nectaire.

Le 11 septembre, à huit heures du matin, nous montons dans les landaus commandés par nos amis de la Société Gay-Lussac. Après avoir remercié chaleureusement ceux qui nous ont fait un si bienveillant accueil au Mont-Dore, nous nous mettons en route pour Saint-Nectaire.

En passant, nous saluons le lac du Chambon entouré de collines granitiques, et quelques instants après, nous arrivons au village de Murol. Nous mettons pied à terre, pour prendre le temps de visiter les ruines du vieux manoir des Murol et des d'Estaing.

Ces ruines sont situées sur une colline que nous gravissons en suivant un sentier pierreux et difficile.

De cette demeure, qui était encore au siècle dernier un puissant château et une citadelle importante, il ne reste plus aujourd'hui que des murailles lézardées.

Nous prenons cependant le plus vif intérêt à visiter ce qui reste de la chapelle, l'emplacement du salon, dont la cheminée richement décorée est encore adhérente au mur, les citernes, la salle d'armes, etc. Nous montons jusqu'au sommet de la tour, et de la plate-forme nous découvrons un nouveau panorama : Besse, Saint-Victor, le lac Pavin, la vallée de Chaudefour, le lac de Chambon, la Varenne, la Dent-du-Marais, etc.

---

(1) MM. Garrigou-Lagrange, Varaigne, Ernest et René Henri, Jules Tixier, Jules Tardieu, Paul Defaye, Albert Thomas, Camille Vergniaud, Tilliet de Chandiat, Cassin.

Après cette intéressante visite, nous nous remettons en route et nous arrivons à midi à Saint-Nectaire. Nous descendons devant l'hôtel du Mont-Cornadore où nous attend un excellent déjeuner. C'est le dernier repas que fait en commun la Caravane hydrologique. Aussi les toasts sont-ils nombreux.

Le Pr Farges, d'Angers, qui remplace notre président le Dr de Pietra Santa obligé de nous quitter la veille au Mont-Dore, prend le premier la parole. Il remercie les membres de la Société Gay-Lussac de leur aimable invitation qui nous a permis de rester réunis une journée de plus. Puis, en termes émus, il exprime les sentiments de regrets que nous éprouvons tous au moment de nous quitter.

« Heureusement ce n'est pas, dit-il, une dissolution que nous prononçons aujourd'hui. C'est plutôt, pour parler le langage de la chimie, une solution, dont tous les éléments restent et se retrouveront au complet l'année prochaine, »

En terminant, le Pr Farges remercie, au nom de tous, le Président et le Secrétaire de la Caravane, MM. de Pietra Santa et Joltrain, de tous les soins qu'ils ont mis à la complète réussite de cette magnifique excursion.

Ce discours est vivement applaudi. La spirituelle allusion faite par notre cher maître et ami, est surtout accueillie avec enthousiasme. On fait immédiatement promettre au Secrétaire de la Société française d'Hygiène, d'organiser, pour l'année 1888, une nouvelle Caravane hydrologique ; et tous s'inscrivent à l'avance pour en faire partie.

Après quelques paroles adressées par M. Garrigou-Lagrange au nom des membres de la Société Gay-Lussac, pour nous remercier de les avoir accueillis parmi nous, nous visitons le village de Saint-Nectaire et les établissements balnéaires.

Saint-Nectaire est situé au sommet d'un plateau que domine un ancien château. Ses maisons sont abritées par les hautes murailles de son antique église byzantine. De quelque côté que se portent les regards, on n'aperçoit que des montagnes nues et arides, ou couvertes de pins d'un vert sombre. Et cependant l'aspect sauvage et triste de ce vallon laisse dans l'esprit du touriste une agréable impression.

Il suffit d'ailleurs, écrit le Dr Boucomont, de « franchir les murailles sévères dont la nature a entouré ses richesses hydro-minérales pour rencontrer de tous côtés des sites pittoresques et de riants paysages ».

Le nombre des sources est considérable. On en compte plus de quarante, toutes différentes par leur température, et presque uniformes par leur minéralisation. Huit ou dix seulement sont utilisées au point de vue médical ; les autres sont destinées aux pétrifications qui forment la principale industrie de la localité.

Saint-Nectaire se divise en deux parties : la partie haute et la partie basse ; et la station thermale se compose de trois établissements balnéaires : celui de Saint-Nectaire-le-Haut, désigné sous le nom d'établissement du Mont-Cornadore, et ceux de Saint-Nectaire-le-Bas, appelés bains Boëtte et bains Romains.

L'établissement du Mont-Cornadore, placé au bas de la colline sur laquelle est bâti le village, renferme trente cabinets de bains, munis de douches et d'appareils d'irrigation. Il est alimenté par deux sources, celle du Mont-Cornadore qui fournit 79,000 litres d'eau en 24 heures, et celle du Rocher qui en débite 15,000. Trois autres sources servent de buvettes.

Les deux établissements de Saint-Nectaire-le-Bas sont situés à une assez grande distance du premier.

Les bains romains se composent de 12 baignoires alimentées par les sources Mandon et de la Coquille. C'est là que se trouve la buvette de la source Rouge, la plus ferrugineuse du groupe.

L'établissement Boëtte renferme les deux sources les plus chaudes : celle de Sainte-Césaire, qui sort du sol à 40° et la source Boëtte, qui en a 46.

Notre visite à Saint-Nectaire n'ayant pas été prévue

dans notre programme, nous ne pouvons malheureusement assister, comme nous l'avons fait dans les autres stations, à une causerie-conférence des médecins de la localité.

Le temps nous fait d'ailleurs défaut. A trois heures, il faut nous séparer définitivement. Nous éprouvons une bien vive émotion, en remontant en voiture pour nous rendre les uns au Mont-Dore, où ils désirent se reposer quelques jours avant de rentrer à Paris, les autres à la station de Coudes où nous devons prendre le chemin de fer pour regagner Clermont-Ferrand.

Ici se termine le récit de cette intéressante excursion dont les membres de la Caravane hydrologique garderont un précieux souvenir.

Nous ne voulons point cependant poser notre plume sans adresser, au nom de la Société Française d'Hygiène tout entière, de chaleureux remerciements aux Municipalités, aux médecins inspecteurs, aux médecins consultants, aux Directeurs des établissements, à la Compagnie des Chemins de fer de la Méditerranée, à tous nos collègues de la Société qui ont assuré, par leur bienveillant concours, le succès de la Caravane hydrologique de 1887, enfin à notre ami le Docteur Grellety qui en avait eu l'heureuse initiative.

Nous devons aussi des remerciments particuliers aux Dames qui ont bien voulu nous accompagner et à celles qui sont venues prendre place à nos banquets. Par leur présence au milieu de nous, elles ont contribué pour une large part aux charmes de notre excursion.

Qu'elles reçoivent ici l'expression de notre reconnaissance et de nos hommages respectueux !

A. JOLTRAIN.

CHAPITRE III.

CONFÉRENCES.

POUGUES-LES-EAUX (Nièvre).

*Causerie-conférence du Dr Bovet, médecin inspecteur. —
Notice clinique du Dr Mignot, médecin consultant.*

1

L'intéressante conférence faite à MM. les Membres de
la Caravane hydrologique par M. le Dr Bovet. a déjà été
résumée dans ses lignes principales par M. de Pietra Santa
dans le Compte rendu du Secrétariat (1er chapitre du volume) et par M. Joltrain dans son récit de l'excursion
(chap. II).

Nos chers collègues connaissent donc déjà: d'une part,
les caractères physiques et chimiques des eaux de Pougues-
Saint-Léger; de l'autre, les indications et contre-indications
spéciales de leur emploi thérapeutique, aussi bien *sur
place* qu'au domicile des malades, en dehors des limites
de la saison thermale.

Dans ces conditions, nous nous bornerons à signaler le
fait le plus marquant des recherches du savant médecin-
inspecteur, à savoir : l'analyse chimique des gaz en dissolution recueillis sur le griffon même de la source Saint-
Léger, n° 1.

Sur 100 vol. :

Acide carbonique 76
Oxygène 18
Azote 6

Cette proportion harmonique de gaz doués de propriétés physiologiques nettement déterminées, donne l'explication logique de la raison d'être de la source Saint-Léger, comme eau de table, en reliant le fait scientifique moderne aux pressentiments et à la croyance empirique des médecins du xviie siècle, entre autres Jean Banc qui, en 1618, proclamait « les eaux naturelles de Pougues *les premières potables médicamenteuses.* »

II

« Ceci est un livre de bonne foi, ami lecteur.

(MONTAIGNE).

Au cours de la visite de l'établissement thermal de Pougues, M. le Dr Mignot, médecin consultant, membre du Conseil central d'hygiène publique et de salubrité de la Nièvre, avait bien voulu exposer dans des causeries familières, les résultats de sa longue expérience (24 ans) et remettre à chacun des membres de la Caravane hydrologique, deux fascicules ayant pour titre : *Études cliniques sur les eaux minérales de Pougues.*

Comme ce travail a été récompensé d'une médaille sur la proposition de la Commission permanente des eaux minérales de l'Académie de Médecine (1), il nous paraît opportun de le résumer ici à grands traits.

---

(1) M. le Dr Féréol, dans le rapport général à M. le Ministre du commerce et de l'industrie sur le *Service médical des eaux minérales de la France* pendant l'année 1885, affirme « que dans ces études cliniques très personnelles, on sent le médecin o: servateur et expérimenté. »

Le premier fascicule est consacré aux *Indications et contre-indications générales;*

Le deuxième expose des *Considérations générales sur les effets physiologiques et thérapeutiques* des eaux minérales de Pougues.

Dans leur rédaction, l'auteur s'est inspiré de ce désidératum de Durand-Fardel qui a formé, pour ainsi dire, la préoccupation constante de l'excursion de septembre.

« On aura plus fait pour nos établissements thermaux en en éloignant les malades qui n'y trouveraient pas de soulagement, qu'en trompant par les promesses mensongères et médecins et malades, qu'en cherchant à passionner la mode. »

« En effet, ajoute M. Mignot, le plus mauvais service qu'on puisse rendre à une station hydro-minérale, comme du reste à tout produit d'une valeur réelle, c'est sans contredit, d'exagérer ses qualités, d'en vanter l'application dans tous les cas. »

Cette réflexion, très juste, le conduit à faire un historique rapide des diverses opinions des auteurs sur la valeur thérapeutique des eaux de la station Nivernaise.

Dans une première période (xviie et xviiie siècles) des idées confuses, vagues et empiriques sur la guérison de *plusieurs maladies grandes et difficiles* (Antoine du Fouilloux, A. Brisson, Augustin Courrade, Jean Banc, Raulin, de la Rue, Missa, etc.).

Dans une seconde période (1re moitié du xixe siècle) l'entrée en scène d'observations médicales, sortant des généralités pour viser des états morbides mieux définis, mieux caractérisés (Martin, de Crozant, Logerais, etc.).

Dans la troisième période (comprenant les 40 dernières années), l'observation clinique s'affirme avec tous ses procédés d'investigation scientifique, en demandant aux analyses chimiques les plus précises l'explication des propriétés physiologiques, et la raison d'être des résultats thérapeutiques (Trousseau, Durand-Fardel Bouchardat,

Desnos, Gubler, Gallard, Barth, Mialhe, Grisolle, Guéneau
de Mussy, Nélaton, Hardy, Jaccoud, Bouchut, Martineau,
Lécorché, etc.) (1).

S'appuyant sur ces autorités de premier ordre et sur
son expérience personnelle, M. Mignot résume dans deux
tableaux les indications et les contre-indications.

Les affections qui sous une direction habile et prudente
peuvent trouver à Pougues un soulagement rapide, une
amélioration notable et souvent une guérison complète
sont :

1° Les maladies des voies digestives, sans lésion maté-
rielle et sans inflammation aiguë.

2° Les maladies des annexes des voies digestives : foie,
pancréas, etc;

3° Les maladies des voies génito-urinaires chez l'homme
et chez la femme;

4° Certaines maladies générales : anémie, diabète, albuminurie, goutte, hydropisie, cachexies, convalescences.

Pour la détermination précise des contre-indications,
il faut d'abord tenir grand compte du tempérament des
malades.

Les tempéraments sanguins exagérés et les tempéraments nerveux à l'excès, ne s'accommodent jamais d'une
eau thermale à Pougues. Comme conséquence immédiate,
les maladies aiguës de toute espèce, les maladies chroniques des voies respiratoires. (avec présence de tubercules et tendance aux congestions), les maladies organiques de la circulation (2), les dermatoses *florides*, les

---

(1) Les Eaux de Pougues sont les seules qui combattent efficacement
les altérations de la digestion, de la sécrétion urinaire et de la perspi-
ration cutanée. Elles agissent en régularisant les grandes fonctions qui
constituent l'acte capital de la nutrition. (TROUSSEAU, in *Clinique
médicale de l'Hôtel-Dieu.*)

(2) Les maladies organiques en général, mais surtout celles de la
circulation présentent une *contre-indication formelle*. Les maladies
des gros vaisseaux et du cœur ne pouvaient être qu'*aggravées* par ce
traitement inopportun. (Dr Mignot.)

dégénérescences organiques, les paralysies récentes (liées à un état congestif de l'axe cérébro-spinal) enfin les névralgies avec éréthisme, devront être énergiquement repoussés du cadre habituel du traitement hydro-minéral de la station.

Dans le second fascicule, sans se préoccuper de la classification qui appartient à ces eaux froides (12° C.) gazeuses bicarbonatées, calciques, alcalines, ferrugineuses, avec présence d'arsenic et de lithine, le savant praticien établit que les eaux de Pougues-Saint-Léger participent :

» 1° Des eaux alcalines simples ou carbonatées, en ce qu'elles excitent l'appétit, facilitent la digestion, aident et régularisent les fonctions du tube digestif, et partant, restaurent sans irriter l'organisme ;

» 2° Des eaux alcalines faibles, en ce qu'elles sont altérantes, c'est-à-dire qu'elles ont une action sur les liquides de l'économie ; elles excitent la sécrétion urinaire qui, sous leur influence, devient alcaline ; le sang, la bile, la lymphe sont aussi modifiées par elles ;

» 3° Des eaux ferrugineuses, en ce qu'elles ont une action tonique sur tous les tissus, et que par cette heureuse adjonction du fer au principe alcalin, elles empêchent de se manifester cette diathèse alcaline accompagnée de débilitation générale qui peut suivre un traitement alcalin trop prolongé ou peu surveillé (1). »

Dr MIGNOT

---

(1) « Si de par l'observation clinique, les eaux alcalines, sodiques, administrées toujours à des doses modérées, sont utilement employées dans les *actes* et dans les *états* morbides présentant une certaine suractivité, c'est-à-dire à l'état de *puissance de la maladie*, les eaux alcalines terreuses dont Pougues-Saint-Léger est le prototype, doivent trouver des indications certaines et efficaces : d'une part, quand il faut amender et combattre l'élément douleur ; de l'autre, quand il faut marcher hardiment contre l'ennemi qui se dérobe dans les trames profondes de l'organisme, pour prévenir à tout prix *l'imminence morbide*. » (Dr J. M Cyrnos, in *Journal d'Hygiène.*)

SAINT-HONORÉ-LES-BAINS

1° Causerie-Conférence faite à Saint-Honoré par le D^r
Eugène COLLIN père, *médecin inspecteur.*

MESSIEURS ET CHERS CONFRÈRES,

Vous avez bien voulu me faire l'honneur de me demander une causerie sur nos eaux de Saint-Honoré, ce que j'ai
accepté avec d'autant plus de plaisir que je suis toujours
heureux de faire connaître à mes confrères la valeur incontestable d'une station thermale que j'étudie avec zèle depuis 28 ans.

C'est à cette longue expérience que je dois l'honneur
que vous me faites aujourd'hui; puissé-je être digne de la
confiance que vous voulez bien m'accorder.

Je ne vous dirai que peu de choses de l'antiquité de nos
Thermes ; vous savez que, sous la domination romaine, il
existait là où nous sommes un établissement d'une très
grande importance; que dans un seul puits, on a trouvé
plus de 600 médailles romaines et que des substructions
considérables sont enfouies sous le parc qui nous environne.
L'hiver passé, les travaux entrepris pour les fondations
d'un nouvel établissement de douches, ont mis à découvert
des murs avec leur petit appareil, dont plusieurs recouverts
de peinture à la fresque, des scaioles parfaitement conser-
vées, des poteries très fines et une médaille de Claude Ier.

Les premières fouilles ont été exécutées en 1820 par les ordres de M. le marquis Antoine d'Espeuilles. Son fils Théodore les reprit en 1831, fit construire par M. Parthiot sous la direction de M. Jules François, l'établissement actuel qui put recevoir ses premiers malades en 1856, époque à laquelle le Dr Racle fut nommé médecin-inspecteur de cette station nouvelle.

Allard, dont vous connaissez les travaux, succéda à Racle en 1857 et quitta en 1860 pour Royat la station de Saint-Honoré, où j'eus l'honneur d'être envoyé comme médecin-inspecteur.

Les propriétaires actuels sont M. le Général Marquis d'Espeuilles et M. le Comte d'Espeuilles, qui vient d'arriver pour avoir l'honneur de vous recevoir.

Établissement. — Une salle centrale avec ses buvettes, trente cabinets de bains, des douches de tout genre; une vaste piscine dans laquelle les malades peuvent se livrer à l'exercice si salutaire de la natation dans une eau constamment renouvelée; des salles d'inhalation et de pulvérisation, enfin une hydrothérapie chaude et froide, voilà ce que l'établissement peut offrir aujourd'hui aux malades et ce que nous allons visiter ensemble.

Sulfureuses, sodiques et arsenicales, les eaux de Saint-Honoré sont uniques en France. Placées au centre, à 8 heures de Paris, leur position seule les appelait à un grand avenir; mais leur composition chimique les place parmi les stations thermales les plus importantes.

Il existe à Saint-Honoré trois sources :

La Crevasse,

Les Romains,

La Grotte.

La Crevasse la plus sulfureuse et la plus arsenicale (acide arsénique 0.0012) à 26 centigrades.

Les Romains contiennent peu d'hydrogène sulfuré (acide arsénique 0.0007).

La Grotte paraît se rapprocher de la composition chimique de la Crevasse et contient : (acide arsénique 0,0008).

Cette dernière source sera sous peu l'objet de travaux tout spéciaux.

Les trois sources réunies donnent l'énorme quantité d'eau de 960 mètres cubes.

D'une façon générale, les principes dominants sont : le soufre, l'acide carbonique, le chlorure de sodium, l'arsenic et le manganèse.

Il est impossible, chers confrères, de passer en revue dans une simple causerie toutes les affections que nous traitons avec succès à Saint-Honoré. Je ne peux aborder que des généralités et pour cela, je vous parlerai des quatre grandes diathèses qui dominent l'étiologie des affections chroniques : la *scrofule*, l'*herpétisme*, l'*arthritisme* et la *syphilis*.

SCROFULE. — Avant d'aborder cette diathèse, permettez-moi de vous dire quelques mots du lymphatisme, qui, pour bien des médecins, en est souvent le début.

Vous pouvez voir, Messieurs, le grand nombre d'enfants actuellement à Saint-Honoré ; c'est que, sous l'influence de nos eaux sulfureuses et arsénicales, aidées par la respiration de l'air pur de nos montagnes, leur constitution s'améliore rapidement, alors que des sulfureuses plus fortes ou l'usage trop à la mode *pour eux* des bains de mer, ne pourraient pas être conseillés sans danger.

La scrofule elle-même est victorieusement combattue par nos eaux. Je ne parle pas seulement des affections des muqueuses, car j'ai vu plusieurs fois des manifestations osseuses ne pas résister à une saison thermale.

HERPÉTISME. — Par ordre de succès, viennent ensuite les manifestations herpétiques sur la peau et sur les muqueuses. En général, les affections suintantes sont les plus rapidement modifiées, mais il faut tenir grand compte, pendant le traitement, de la bascule toujours possible entre les accidents de la peau et ceux qui peuvent brusquement paraître sur les muqueuses.

Chez l'homme, cette alternance amène souvent des désordres sur les organes respiratoires; chez la femme, c'est surtout vers l'utérus que se montre la congestion herpétique, après une guérison trop prompte de l'enveloppe cutanée. C'est dans ces cas que la plus grande prudence doit présider au traitement et que l'on peut juger de la double action du soufre et de l'arsenic.

ARTHRITISME. — Les eaux de Saint-Honoré conviennent aux rhumatisants dont la constitution est plus ou moins affaiblie; aux malades chez lesquels il est nécessaire d'appliquer une médication en même temps sudorifique et stimulante, et si, chez certains sujets, les eaux sulfureuses fortes sont peut-être préférables, les eaux plus faibles, plus douces de Saint-Honoré, doivent être conseillées à certains autres plus irritables.

Depuis une dizaine d'années, nous obtenons ici des succès remarquables chez les rhumatisants atteints de congestion pulmonaire.

Cette manifestation de l'arthritisme est beaucoup plus fréquente qu'on ne l'avait cru jusqu'à présent, et qu'il me soit permis de dire que la découverte du *froissement arthritique* permet de la diagnostiquer aujourd'hui d'une façon certaine.

Il ne faut pas oublier que les hémoptysies, dans ces cas, sont loin d'avoir la gravité qu'elles présentent dans d'autres affections pulmonaires, aussi leur complication dans la congestion arthritique n'est point une contre-indication au traitement que nous faisons suivre.

SYPHILIS. — Les eaux sulfureuses peuvent-elles *dégager l'inconnu*, servir, comme on l'a dit, de *pierre de touche* à la syphilis.

Ce résultat a été nié par les uns et complètement accepté par les autres.

Pour moi, Messieurs, tout en faisant quelques réserves, j'accepte cette dernière opinion au point de vue des eaux de Saint-Honoré, et je pourrais citer à l'appui un grand nombre d'observations.

J'ai dit que je faisais quelques réserves, je m'explique :

Un syphilitique, chez lequel la diathèse sommeille, en verra-t-il toujours paraître certaines manifestations à la suite d'un traitement sulfureux ?

Je n'oserais dire *toujours,* mais je crois que ce résultat est assez fréquent pour engager les syphilitiques anciens à y avoir recours.

Ce qui est pour moi une certitude, c'est qu'une affection étant donnée, le diagnostic restant incertain, le traitement sulfureux enlèvera toute hésitation et contribuera de plus, pour une large part, à la guérison du malade.

Je suis donc d'avis que les eaux de Saint-Honoré doivent être prescrites dans la syphilis ancienne :

Comme diagnostic ;

Comme adjuvant toujours sérieux et quelquefois indispensable du traitement spécifique ;

Enfin, comme tonique et reconstituant chez les malades affaiblis ou chez les enfants héréditairement infectés.

Salles d'inhalation. — Je tiens à vous parler maintenant, Messieurs, de nos salles d'inhalation, cause première de la réputation de notre station thermale, au point de vue des affections pulmonaires.

Alimentées jusqu'en 1861 par l'eau des Romains, la moins sulfureuse et la plus chaude, ces salles contenaient très peu d'hydrogène sulfuré, ce qui était une lacune regrettable ; et une température trop élevée, ce qui était un danger. Sur ma demande, le propriétaire supprima l'eau des Romains, qui fut remplacée par celle de la Crevasse moins chaude et plus sulfureuse. Dès lors, les salles d'inhalation eurent une température moins élevée, en même temps que la quantité d'hydrogène sulfuré était augmentée, mais cependant insuffisante encore.

Diviser l'eau le plus possible, voilà ce qu'il fallait obtenir pour arriver au but que nous nous proposions.

Une expérience bien simple que je vais répéter devant vous, me l'avait montré.

Si, prenant un verre, on le remplit au robinet de la Crevasse et on le porte rapidement à son nez, on sent une forte odeur d'hydrogène sulfuré.

Si, au contraire, on le porte lentement ou si on le reçoit des mains de la personne chargée de ce service, c'est à peine si l'odeur est sensible; mais elle reparait aussi forte que dans la première expérience si l'on verse le contenu dans un second verre. Il faut aussi remplir alternativement chacun des verres, et cela plusieurs fois avec le même liquide, pour que l'odeur sulfureuse disparaisse presque complètement.

Il était alors facile de tirer cette conclusion : c'est que les molécules liquides, aussitôt en contact avec l'air atmosphérique, se débarrassaient de leur hydrogène sulfuré. Tout le problème était donc là : multiplier les points de contact entre l'eau et l'air ambiant. C'est ce que nous avons obtenu avec l'appareil très simple que vous voyez placé dans chacune de ces ouvertures en forme de puits.

L'eau de la Crevasse, partant d'un point plus élevé, arrive par ce tuyau que surmonte cette grosse boule.

De cette boule partent huit petits tuyaux qui se recourbent en demi-cercle et se terminent par une ouverture de quelques millimètres, en face d'un disque de deux centimètres environ, sur lequel l'eau partant de la boule vient frapper avec force en produisant une nappe circulaire et perpendiculaire au tuyau qui la conduit.

Nous obtenons ainsi, par chaque appareil, huit de ces nappes de l'épaisseur d'une feuille de papier, d'environ 30 centimètres de diamètre, dont la rotation est continuelle et qui, tout en n'exigeant qu'une faible quantité d'eau, n'en remplissent pas moins la salle de vapeurs hydro-sulfurées.

Dès 1864, pour arriver à la connaissance des effets physiologiques de nos salles d'inhalation, je fis des expériences que je publiai dans les annales de la Société d'hydrologie médicale, et dont voici les conclusions auxquelles je suis resté fidèle :

Ces effets peuvent se diviser en trois périodes, suivant la durée du séjour dans la salle :

1ʳᵉ période ou *période de sédation,*
2ᵉ période ou *période de retour,*
3ᵉ période ou *période d'excitation.*

Voici, Messieurs, la différence qui existe entre ces trois temps de l'inhalation :

En entrant dans une salle, on sent une forte odeur d'hydrogène sulfuré, qui est parfaitement supportée par la plupart des malades. On ne tarde pas à ressentir un certain bien-être caractérisé par une respiration plus calme, qui semble plus facile, et une diminution dans le nombre et la force des pulsations artérielles : une douce moiteur se répand sur tout le corps... C'est l'action sédative, hyposthénisante que j'appelle : *la première période de l'inhalation.*

Après un certain temps, qui varie suivant les sujets et qui, en général, est de quinze à trente minutes, les mouvements inspiratoires tendent à revenir à leur type primitif, et les battements du pouls reprennent petit à petit en nombre et en intensité ce qu'ils avaient perdu d'abord.

J'appelle ce temps de l'inhalation : *la deuxième période ou période de retour.*

La troisième période ou *période d'excitation* suit de très près la seconde; elle est caractérisée au début par de la pesanteur à la tête, qui, faible d'abord, augmente au point d'amener une véritable céphalalgie, que j'ai vue accompagnée de vertiges.

Une légère excitation caractérisée par de la sécheresse et des picotements à la gorge ne tarde pas à provoquer quelques accès de toux sèche et fatigante, qui, bientôt, chez certains sujets, serait suivie d'hémoptysie, s'ils continuaient à séjourner dans la salle.

Les pulsations augmentent, la face se congestionne et il est quelquefois nécessaire d'avoir recours à des révulsifs sur les extrémités inférieures pour rétablir un équilibre parfois difficilement obtenu. La céphalalgie peut persister pendant plusieurs jours.

Il va sans dire que ces effets ne sont pas toujours d'une exactitude mathématique et que le passage d'une période à une autre dépend souvent de l'idiosyncrasie du sujet, de l'affection dont il est atteint, de l'habitude qu'il a de la salle d'inhalation, etc., etc.

Si, comme moi, Messieurs, vous admettez les trois périodes que je viens de décrire, vous devez immédiatement vous faire une idée des effets thérapeutiques des inhalations de Saint-Honoré, et voir dans quelles circonstances et comment nous devons les employer.

Le cadre de cette causerie ne me permet pas de citer toutes les affections des organes respiratoires qui sont du ressort de cette médication, mais si vous voulez bien vous souvenir de ce que j'avais l'honneur de vous dire au début, ces affections seront toujours améliorées et bien souvent guéries, alors surtout qu'elles seront des manifestations du lymphatisme, de la scrofule ou de l'herpétisme.

Il n'est pas jusqu'à la phtisie pulmonaire que nous n'ayons contribué à enrayer par les inhalations aidées d'un traitement général.

Encore quelques mots, si vous le voulez bien, Messieurs, sur les eaux de Saint-Honoré bues loin des sources.

Eaux transportées. — Les eaux minérales transportées sont utiles, comme vous le savez, aux malades ayant déjà fait un traitement sur les lieux mêmes ; elles sont souvent indispensables aux personnes qui, pour une raison quelconque, ne peuvent pas se rendre aux stations thermales.

Pourquoi a-t-on négligé si longtemps ce moyen puissant de combattre certaines affections chroniques?

Il faut reconnaître que, parmi toutes les causes que l'on pourrait faire valoir, la plus sérieuse était un embouteillage défectueux.

Parmi les eaux minérales, les sulfureuses surtout étaient celles qui présentaient le plus de difficulté pour arriver à une conservation parfaite. Saint-Honoré était dans ce cas, et différents moyens avaient été inutilement essayés.

Médecins et chimistes expérimentèrent longtemps. Vous connaissez les travaux de M. Porret, ceux du Dr Treille. Vint ensuite M. Filhol qui assura que la décomposition de l'eau sulfureuse devait être attribuée, en partie, à la présence de l'air qu'on est obligé d'emprisonner dans le vase.

La lecture des travaux de ce savant chimiste fut pour moi un trait de lumière, et je fis installer immédiatement le moyen d'embouteillage suivant, qui fut l'objet d'une communication que je fis en 1870 à la Société d'hydrologie.

Le voilà dans toute sa simplicité : une planche percée de trous, pouvant recevoir le col d'une bouteille, ferme hermétiquement une baignoire. Le robinet d'arrivée de l'eau est ouvert; la soupape est levée. Après quelques instants d'un écoulement rapide et continu, l'intérieur de la baignoire est rempli d'hydrogène sulfuré.

Les ouvertures pratiquées dans la planche reçoivent autant de bouteilles retournées, préalablement remplies d'eau sulfureuse qui s'écoule dans la baignoire et est immédiatement remplacée par de l'hydrogène sulfuré.

Chaque bouteille est alors rapidement placée sous un robinet voisin, remplie de nouveau d'eau sulfureuse, hermétiquement bouchée et capsulée. Inutile de dire que les bouchons ont séjourné pendant quelque temps dans l'eau sulfureuse.

Ce moyen, qui n'a pas été employé, que je sache, tout simple et primitif qu'il est, donne les résultats les plus satisfaisants.

L'eau qui conserve parfaitement sa sulfuration, a été admise dans les établissements de l'administration de l'Assistance publique, et sa vente devient tous les jours plus considérable.

L'eau de Saint-Honoré, bue loin des sources, indépendamment de son action élective sur les organes respiratoires, active la circulation, augmente les sécrétions. Après un certain temps de son emploi, les menstrues se régularisent, on voit reparaître des hémorrhagies disparues depuis plus ou moins de temps ; de là, les avantages que l'on peut obtenir de leur action, chez les personnes qui ont vu leur santé se troubler par la suppression d'un flux sanguin habituel.

Eau des Romains. — Jusqu'à présent l'eau de la Crevasse seule a été transportée, et c'est encore celle que je conseillerai toujours comme le moyen curatif le plus actif ; mais j'engage bien vivement l'administration à faire embouteiller l'eau de la source des Romains que j'ai longtemps expérimentée, et voici dans quels buts : je désirerais d'abord qu'elle fût mise sur la table de tous les hôtels de Saint-Honoré.

Contenant peu d'hydrogène sulfuré et suffisamment arsenicale, elle fait une excellente eau de table et très digestive, et aide au traitement.

Si, comme je l'espère, cette eau est transportée, je la conseillerai comme eau de table, mais devenant alors eau médicamenteuse, chez les enfants en particulier qui n'acceptent pas facilement une boisson par trop sulfureuse, ou chez certaines grandes personnes, qui ne supportent que difficilement l'odeur de l'hydrogène sulfuré. Je viens de traiter, et sans qu'ils s'en soient doutés, plusieurs enfants d'un tempérament lymphatique et j'ai obtenu un très beau succès chez l'un d'eux. La faiblesse allait en augmentant de jour en jour, l'appétit était perdu, le sommeil agité et peu réparateur.

J'ai fait prendre tout simplement, pendant les repas, de l'eau des Romains mélangée au vin, et les résultats ont été excellents. L'appétit et les forces sont revenus en même temps que le sommeil.

Au point de vue hygiénique, l'eau des Romains peut être d'une très grande utilité, et je suis convaincu que ma manière d'envisager cette question recevra l'approbation des membres éminents de la Société française d'Hygiène, devant lesquels j'ai l'honneur de parler.

N'avez-vous pas pour devise, Messieurs : *Prévenir vaut mieux que guérir?*

Permettez-moi deux exemples :

Un chef de famille vient me consulter pour une affection herpétique. Il réunit tous les signes de cette diathèse que je crois avoir suffisamment décrits ailleurs. Il est accompagné de sa famille qu'il me présente. Parmi les enfants, je remarque que les jeunes fillettes portent déjà le cachet de l'herpétisme.

Leur tempérament est nerveux, la main est sèche et rugueuse. Ces enfants ne transpirent jamais, me dit la mère. Elles présentent du pityriasis du cuir chevelu ; les pommettes sont fortement colorées et cette coloration tranche sur la pâleur habituelle de la peau de leur visage.

Les sourcils semblent implantés sur une ligne d'un rouge plus ou moins foncé; il existe quelquefois un peu de blépharite ciliaire, du coryza, de la céphalalgie, voire même de la migraine avec vomissements.

J'ai pris l'exemple de jeunes fillettes, le père étant herpétique, parce que je crois à l'hérédité croisée.

Prenez au contraire une mère de famille herpétique, et voyez alors ses petits garçons présentant tous les signes dont je viens de parler, ajoutez-y souvent une incontinence d'urine ayant résisté à tous les moyens employés.

Ah ! certes, en pareil cas, je me hâte de conseiller les eaux de Saint-Honoré pour ces enfants, dont la santé est *cependant excellente*, au dire de certains parents.

Mais une saison thermale peut-elle être suffisante en pareille occurrence, pour combattre la diathèse ou plutôt pour en amoindrir ses manifestations futures?

C'est dans ces cas que j'engagerais les parents à faire boire à leurs enfants, pendant une grande partie de l'année, de l'eau des Romains comme eau de table, sans préjudice, bien entendu, de saisons nombreuses à Saint-Honoré.

Autre exemple :

Les années qui précèdent la formation chez les jeunes filles ne sont pas toujours exemptes de dangers et, à mon avis, on ne s'occupe pas assez de parer aux accidents possibles, à cette époque si délicate de la vie de l'enfant.

J'ai fait une remarque, Messieurs, que je vous laisse le soin de contrôler et qui est basée sur les nombreuses observations que j'ai recueillies depuis 1860. La voici :

Je ne dis pas que toutes les fois qu'une jeune fille a été tardivement réglée, elle devra nécessairement être atteinte plus tard d'affections chroniques, mais je soutiens que, dans la grande majorité des cas, les femmes sérieusement atteintes que j'ai traitées, m'ont avoué qu'elles avaient été réglées après l'âge de seize ans.

Si cette observation est juste, vous voyez ce qui en ressort naturellement : c'est qu'il faut éviter par tous les moyens possibles une menstruation trop tardive.

Le lymphatisme, si habituel chez les jeunes filles, est souvent une des causes du retard que je signale; or, pour celles qui ne peuvent être conduites aux stations sulfureuses, l'usage de l'eau des Romains bue aux repas sera d'un excellent effet et vous le comprendrez, Messieurs, si vous voulez bien vous souvenir de la composition chimique des eaux de Saint-Honoré et de ce que j'avais l'honneur de vous dire, il n'y a qu'un instant, de leur action physiologique.

Je termine, Messieurs et chers Confrères, en vous remerciant encore de l'honneur que vous nous avez fait en venant visiter notre station thermale.

J'adresse en particulier mes remerciements à votre savant Président, M. le Dr de Pietra Santa, dont j'ai pu apprécier le tact parfait et les sentiments si confraternels, et maintenant je crois être l'interprète de tous, en vous disant que nous serons toujours très heureux de vous revoir à Saint-Honoré.

Dr Eugène COLLIN père,
Médecin-Inspecteur.

2° *Notice sur l'action physiologique des eaux de Saint-Honoré, par le* Dr Maurice BINET.

La composition des eaux de Saint-Honoré doit être connue pour que l'on puisse se rendre compte de leur action sur l'organisme.

On sait qu'elles contiennent des composés sulfureux et arsenicaux.

La dose des premiers n'est pas très forte, aussi a-t-on rangé ces eaux parmi les sulfureuses faibles ; mais depuis la découverte de l'arsenic dans ces eaux, on serait fort embarrassé de les qualifier de faibles. En effet, elles contiennent, par litre, plus de quatre milligrammes d'arséniate de soude (ce qui les classe immédiatement, quoique de loin, après la Bourboule). Or chacun sait que cette quantité, qui serait minime dans un médicament pharmaceutique, devient très satisfaisante et très énergique quand il s'agit d'eau minéro-thermale.

C'est d'ailleurs ce que, depuis longtemps, la pratique nous a appris, et je ne saurais trop le répéter : l'action des eaux de Saint-Honoré est douce, je pourrais dire insinuante, mais en même temps profonde. Les résultats obtenus sont parfois surprenants. Aussi dirons-nous qu'il ne manque à ces eaux que d'être plus et mieux connues.

Le soufre est à l'état d'hydrogène sulfuré et de sulfure sodique. Ces substances s'absorbent rapidement, sont portées du côté des voies respiratoires, des muqueuses, des divers émonctoires, etc., et agissent sur leur passage.

L'arséniate de soude est à très faible dose (1 à 2 milligrammes) dans l'eau administrée au début et, par suite, a une action excitante, qui se joint à l'irritation due aux sulfureux, et domine la première partie du traitement : le premier septennaire habituellement. Plus tard l'arsenic, pris à plus hautes doses et accumulé, impose son influence et couvre celle du sulfureux en tant qu'action générale.

Aussi, l'ensemble de ces deux sortes d'agents donne-t-il à l'effet produit une physionomie spéciale. En aucun cas l'un ne nuit à l'autre, leur alliance est au contraire éminemment utile. Ce que l'un ne fait pas, l'autre le fait. C'est ce qui explique que la cure est plus complète, plus sûre et, en même temps, plus douce et mieux supportée que par les eaux purement sulfureuses, qui ont une action souvent trop vive, trop brutale.

Les accidents, quand les eaux de Saint-Honoré sont prudemment et scientifiquement administrées, sont fort rares. Je ne saurais trop le dire. Mais de ce fait on a conclu que leur puissance curative était faible. C'est une erreur.

En résumé, au début, il y a une période d'excitation qui est suivie de sédation dans les phénomènes physiologiques et pathologiques.

A mon avis, on doit s'efforcer d'éviter ou d'atténuer l'excitation, et on le peut dans la grande majorité des cas.

J'oubliais de dire que la deuxième période est suivie, quand on prolonge trop le traitement, d'une stade d'intolérance. Dans le cas où l'ingestion d'eau est trop abondante, il y a aussi, très rapidement, des symptômes d'excitation grave, et parfois d'empoisonnement. Des accidents de toutes sortes peuvent survenir aux imprudents : hémoptysie, congestion pulmonaire, troubles de la digestion, etc. Tout cela prouve l'activité de l'eau.

Système nerveux. — Il y a généralement, mais surtout au début, un peu d'excitation, de l'énervement, un sommeil moins profond et moins long, un sentiment de fatigue qui dure presque toute la saison, surtout si l'on fait usage de bains et de douches.

Fonctions digestives. — Dès le commencement, l'appétit est plus grand, les digestions sont plus faciles. Faut-il attribuer ces phénomènes au changement d'air, de nourriture, de vie? Il est possible que ces facteurs puissent être mis en cause, mais il est certain que les eaux ont elles-mêmes cette action. J'en ai fait souvent l'expérience : il suffit, quand on est acclimaté, de boire un verre d'eau de Saint-Honoré pour voir l'appétit et la digestion s'améliorer. Une autre preuve : La dyspepsie atonique cède généralement à ces eaux.

L'excitation des voies digestives amène très fréquemment (ainsi que je l'ai établi) une diarrhée passagère qu'on guérit en supprimant la boisson d'eau minérale pendant un jour. Quelquefois il y a constipation, mais bien plus rarement. On observe très souvent un état saburral des voies digestives dans le cours du traitement ; et à la fin d'une saison, l'inappétence, le dégoût de l'eau indiquent qu'il y a ce qu'on pourrait appeler saturation.

Nutrition. — Ici, l'effet est bien remarquable. Ainsi que le prouvent mes recherches sur la secrétion urinaire (dont on trouvera les principaux résultats plus loin), les eaux de Saint-Honoré d'abord légèrement excitantes des combustions, ne tardent pas à devenir légèrement modératrices, anti-déperditrices. L'action d'épargne se fait sentir principalement sur les matières albuminoïdes. Ce phénomène, à n'en pas douter, est dû à l'arsenic, mais est beaucoup plus intense que la dose de cette substance ne permettrait de le penser.

L'ingestion d'une quantité d'eau ordinaire, en dehors du régime habituel, augmente la proportion d'urée (A. Robin). L'eau de Saint-Honoré produit l'effet opposé. Sous son influence l'assimilation est augmentée et la désassimilation enrayée ; il y a réglage des fonctions de nutrition.

CIRCULATION. — Chez un grand nombre, la circulation n'est pas influencée d'une façon notable et apparente; chez d'autres, il y a, au bout de peu de jours, suractivité, surtout s'il survient des phénomènes d'excitation du côté des organes malades.

Ce qui prouve qu'il y a une action importante, c'est que les cardiaques avancés ne supportent pas toujours le traitement sans que leur affection s'aggrave, et qu'alors l'asystolie augmente avec son cortège de graves symptômes; cela sans qu'aucune imprudence ait été commise, et rien qu'en buvant un peu d'eau et en respirant quelques minutes les gaz.

Cette règle n'est pas sans exception, car un certain nombre de ces cardiopathes, pour lesquels on redoute l'effet des eaux, ne s'en trouvent pas mal au point de vue du cœur. Il y a là un classement intéressant à faire.

Bien que je n'aie pas de chiffres, à ce moment, sous les yeux, je puis dire qu'il résulte d'un certain nombre de numérations de globules sanguins que j'ai faites, que les leucocytes en trop grande quantité diminuent de nombre, tandis que les globules rouges augmentent dans une grande proportion.

Encore une preuve de l'action reconstituante de ces eaux.

RESPIRATION. — Les voies respiratoires sont, dès le début, très activement influencées par les eaux, le gaz hydrogène sulfuré s'éliminant par les poumons. Aussi y a-t-il d'abord un peu d'excitation avec des graminations épithéliales, hypersécrétion des muqueuses, toux, expectoration. La muqueuse est hypérémiée, un peu douloureuse, etc., ainsi qu'on peut le constater dans le pharynx et le larynx.

Bien que ces phénomènes se calment ensuite, il n'en reste pas moins, pendant tout le traitement, de la sensibilité, un peu d'épaississement et de congestion de la muqueuse des voies supérieures (qui sont, d'ailleurs, souvent soumises à un traitement direct), d'où une certaine inaptitude pour les chanteurs à se servir de leur voix.

Quoi que ce ne soit pas un effet physiologique, je dois dire que l'expectoration change de nature, devient plus fluide et plus abondante chez les malades, mais qu'elle se tarit ensuite peu à peu.

Quand on respire les gaz (inhalations), on a souvent un peu de toux au début, puis, après une période de bien-être, il y a dyspnée, mouvements respiratoires plus fréquents, pouls plus rapide, enfin des vertiges, etc. Les différents organes tendent à se congestionner. Aussi, dans la pratique évite-t-on de prolonger l'inhalation jusqu'à l'apparition de ces derniers symptômes.

La capacité pulmonaire augmente beaucoup pendant le traitement, mais c'est là un résultat thérapeutique.

MENSTRUATION. — Les règles sont avancées dans la majorité des cas, plus abondantes et quelquefois très prolongées.

PEAU. — Les glandes de la peau sont le siège de l'élimination d'une partie des principes de l'eau. Aussi ce tégument n'est-il pas indifférent à leur passage; en outre par les bains et les douches, il est en contact avec l'eau.

Au début, comme ailleurs, on observe, du côté de la peau, de l'excitation. La sueur est plus abondante; les dermatoses s'irritent ; des éruptions se produisent : telles que l'acnée, les sudamina (irritation des glandes), l'urticaire (irritation des éléments nerveux et constitutifs de la peau). On observe aussi, quelquefois, des furoncles, et, si une éruption furonculaire existe, elle prend plus de développement et d'activité.

L'urticaire peut se produire instantanément après ou pendant un bain ou une douche, ainsi que je l'ai plusieurs fois constaté. Malgré cela j'ai vu des malades, ayant des poussées d'urticaire habituellement, par exemple, alternant avec des crises d'asthme, se trouver très bien des eaux et n'être pas incommodés davantage par l'éruption.

L'irritation primitive de la peau par les eaux se calme promptement. Les fonctions alors s'accomplissent norma ment, bien que plus activement que d'habitude.

SÉCRÉTIONS URINAIRES. — On observe de la diurèse, mais d'une manière passagère habituellement, et à une époque incertaine du traitement ; cependant plus souvent au début. Les bains et la boisson en sont les agents.

Au bout de quelques jours, on rend quelquefois des graviers, l'urine devient limpide, les dépôts (cellules épithéliales, leucocytes, phosphates terreux) disparaissent peu à peu. La réaction reste toujours acide.

Des recherches faites sur plus de quatre-vingts malades m'ont donné les chiffres et résultats suivants :

La densité diminue dans les deux tiers des cas, de 1024 à 1019.

Après avoir augmenté dans les premiers jours, l'urée diminue (70 0/0). Moyenne au début, 26^{gr},55 par litre, à la fin, 20^{gr},79, différence, 5^{gr},76.

L'acide urique subit également une augmentation, mais diminue ensuite.

Le chlorure de sodium diminue ou augmente, sans qu'on puisse établir de règle à ce sujet.

L'acide phosphorique également.

Quant à l'acide sulfurique, le problème est plus complexe, car les principes sulfureux de l'eau éliminés sur les reins augmentent la proportion de ceux qui viennent des déchets de la nutrition. Or, comme les chiffres que j'ai recueillis ne décèlent pas de changement notable (avant et après le traitement), malgré l'ingestion de l'eau, j'en conclus que la dose des sulfates, dérivant de la désassimilation des matières protéiques, baisse sous l'action des eaux.

Voilà quelle est l'action générale des eaux de Saint-Honoré sur l'organisme sain. Il va sans dire que, si l'on insiste sur tel ou tel mode de traitement, on obtient des résultats différents les uns des autres. Pour être complet il faudrait étudier les divers procédés employés pour l'administration de l'eau.

Un autre fait sur lequel je dois appeler l'attention est celui-ci : pendant la durée du traitement celui-ci devient chaque jour plus énergique et plus complet, les doses d'eau sont augmentées ; malgré cela, tout est, en général, bien supporté.

En somme, ces eaux sont toniques reconstituantes, excitantes des diverses fonctions régulatrices de la nutrition et modificatrices des muqueuses et de la peau ; j'ajoute qu'elles ont une action nécrophitaire.

Dʳ Maurice BINET.

BOURBON-LANCY (Haute-Saone).

1º Conférence du Dr Berthet, médecin inspecteur.

Messieurs,

Sur l'invitation de M. de Pietra Santa, votre distingué Président, j'ai accepté l'honneur de vous faire une causerie sur les Thermes de Bourbon.

Mais, nouveau venu dans cette station, je me bornerai à vous entretenir très brièvement de son histoire et de ses aménagements, réservant à notre doyen, M. le Dr Goëde, actuellement chargé du service de l'hôpital, le soin de vous démontrer, avec la haute compétence que lui assure une carrière déjà longue, la valeur thérapeutique de nos eaux. De plus, nos deux autres confrères, MM. les Drs Favre et Pain, pendant la visite que vous ferez de l'Etablissement et de l'Hôpital, pourront compléter ces notions sur l'histoire de la station par l'exposé de leurs recherches et de leurs pratiques personnelles.

Les Thermes de Bourbon-Lancy sont situés à 240 mètres au-dessus du niveau de la mer, dans un des faubourgs de la ville, et la ville qui compte à peu près 4,000 habitants est construite sur le penchant d'une colline granitique élevée, qui est le premier échelon de la chaîne des montagnes du Morvan, et qui s'abaisse graduellement jusqu'à la Loire, par une pente douce de 4 kilomètres.

Son nom de Bourbon lui viendrait de *Bormo* ou *Borro*, Dieu des eaux chaudes, invoqué par les Gaulois, et son surnom de Lancy, de *Ancellus*, qui fut un seigneur de ce pays. — Son frère *Erchemboldus* donna aussi le surnom d'Archambault à notre voisine Bourbon-l'Archambault.

La station de Bourbon-Lancy remonte à une très haute antiquité. Il est de tradition que Jules César vint s'y reposer des fatigues du siège d'Alésia; quelques années plus tard, sous le règne d'Auguste, en même temps que les Romains agrandissaient et embellissaient Autun, ils captèrent les sources de Bourbon et les entourèrent de constructions superbes. Aujourd'hui encore, on retrouve des restes importants de leurs travaux, à savoir: la source du Lymbe, avec ses gradins de marbre de Carrare, le grand bassin circulaire, autrefois piscine couverte, le grand acqueduc de vidange; enfin, à la droite de la cour de l'Établissement, vous verrez une chaine de rochers de granit, longue de 60 mètres, haute de 15, taillée à pic par eux.

La prospérité de Bourbon se prolongea jusqu'au démembrement de l'empire romain, et, au sortir de la barbarie, cette station fut une des premières en France à reprendre faveur. Dès le xiie siècle, elle fut visitée par nombre de personnages illustres, mais c'est principalement à partir de l'année 1542, que date, pour elle, l'aurore d'une brillante fortune qui se poursuivra jusqu'à la Révolution.

En 1542, Catherine de Médicis, épouse de Henri II, désespérée, après neuf ans de mariage, de n'avoir donné encore aucun héritier à la couronne de France, vint chercher à Bourbon la cure de sa stérilité. Cela lui réussit: dès l'année suivante, elle mit au monde le petit François deuxième qui fut le premier né d'une nombreuse lignée. C'est en souvenir du séjour de Catherine de Médicis, que l'une des sources porte le nom de *source de la Reine*.

A partir de cette époque, et pendant deux siècles, il y a

grande affluence à Bourbon de rois, de reines et de grands personnages. Voici rapidement quelques noms :

En 1580, Henri III et Louise de Lorraine s'y rendirent avec leur cour. En 1602, Henri IV donna 100.000 livres pour réparer les bains, sous la direction de MM. de Beaulieu et Descure ; ce dernier donna son nom à une ancienne fontaine qu'il retrouva.

Marie de Médicis, veuve de Henri IV, vint prendre les eaux. En 1644, la reine d'Angleterre contrainte de quitter Exeter, se réfugia en France et *courut à Bourbon avant que de venir à la cour*. En 1701, le roi d'Angleterre Jacques II se trouvant fort malade à Saint-Germain, et tombant en paralysie d'une partie du corps, Fagon l'envoya à nos eaux.

Enfin je citerai parmi les baigneurs de marque, et en laissant de côté beaucoup de noms célèbres : le cardinal de Richelieu, la princesse de Rohan. la duchesse de Montmorency, madame de Montespan, la marquise de Sablé, madame de Turenne, Fouquet, Lauzun, Fagon, etc., etc. Madame de Genlis, qui est née dans les environs, fit de nombreux séjours à Bourbon.

En 1687, la marquise de Sévigné date de Bourbon quelques-unes de ses lettres :

« Vous voulez savoir de mes nouvelles. Elles sont tout à fait bonnes. Il y a deux jours que je prends les eaux : elles sont douces et gracieuses et fondantes ; elles ne pèsent point : j'en fus étonnée et gonflée le premier jour, mais aujourd'hui je suis gaillarde : on les rend de tous les côtés, point d'assoupissement, point de vapeurs, etc., etc. »

Et ailleurs :

« Il est vrai que pendant huit jours que j'ai pris ici les eaux de Vichy, elles m'ont très bien fait, mais j'ai pris ensuite celles de Bourbon pour m'adoucir et me consoler.

C'est une opinion toute commune que celle-ci, quand on n'a pas beaucoup d'humeur, sont douces et fondantes et consolantes, et qu'elles se distribuent dans toutes les parties avec une onction admirable. »

L'établissement de Bourbon qui appartenait aux États de Bourgogne devint propriété nationale à la Révolution, et en 1805; il fut donné à l'Hôpital par Napoléon. En 1879, un groupe de propriétaires de Saône-et-Loire s'est réuni pour constituer une Société anonyme au capital d'un million, dans le but d'exploiter les eaux. La Commission de l'Hôpital a accordé aux concessionnaires le droit d'exploitation pour 75 ans. Cette Société n'a pas perdu de temps et elle a doté la station d'un établissement offrant les ressources balnéaires les plus complètes. Vous en jugerez dans quelques minutes en visitant notre installation.

Je termine par la rapide énumération de nos ressources. L'eau de Bourbon est fournie par cinq sources : 1° *le Lymbe* qui est la plus abondante et la plus chaude ; 2° *Saint-Léger* ; 3° *Valois* ; 4° *La Reine*; c'est celle qu'on utilise en boisson, et enfin 5° *Descure*. Ces cinq sources ont une composition à peu près identique et leur débit est de 400,000 litres en 24 heures. Elles ont été analysées avec le plus grand soin, sur place, par un chimiste éminent M. le Pr Glénard, de Lyon. Il a publié son travail en 1881. En voici le résumé : l'eau de Bourbon est chlorurée sodique, alcaline mixte, phlycogène, renferme du fer, de l'arsenic, du manganèse, de l'iode, de la lithine en quantités appréciables ; sa minéralisation est de 1^{gr}82 par litre et sa température moyenne de 54° à 56°.

Dr Berthet.

2⁾ Conférence du Dᵣ F. GOËDE, médecin consultant.

Au début de cet entretien, je ne puis me défendre d'une certaine appréhension, en me rappelant ces paroles de Montaigne qu'on peut m'appliquer, en y changeant un seul mot.

« Je ne fais pas de doute qu'il ne m'advienne *souvent* de parler de choses qui sont mieux traitées par les maîtres du métier, et plus véritablement. » Néanmoins votre indulgence m'encourageant, je vais, devant des maîtres du métier, parler *aujourd'hui* des eaux chlorurées sodiques de Bourbon-Lancy, de leurs propriétés thérapeutiques, et des maladies où elles trouvent leur indication.

Je dois vous dire de suite que notre station attend toujours son historien médical. Il existe bien quelques écrits, mais ce n'est point dans les assertions de ces prospectus que vous trouveriez à vous former une opinion exacte sur ce sujet. On a même publié une manière de brochure fantaisiste, dans laquelle notre Naïade, travestie en bonne à tout faire, avançait reculant, reculait avançant, travaillait se reposant, pratiquait avec succès l'impossible et (horreur!) la cuisine aussi! Elle rougit encore, la pauvrette, d'avoir vendu le bouillon et créé la sauce verte.

M'appuyant sur la tradition et sur une pratique de vingt-huit années, je vais vous indiquer les maladies dans lesquelles nos eaux sont applicables, et en même temps quelques indications et contre-indications.

Ci-joint le tableau indiquant la composition des sources minérales de Bourbon-Lancy. — (Cette analyse est due à M. Glénard, professeur à la Faculté de médecine de Lyon.) — La température des cinq sources est de 46 à 58° centigrades. Le débit de 400,000 litres dans les 24 heures.

	LIMBE	ST-LÉGER
Gaz dissous Azote	11ᶜᶜ.	11ᶜᶜ .5
— Oxygène	2	2 5

	Grammes	Grammes
Chlorure de sodium	1.2919	1.3116
Iodure	appréciable	»
Sulfate de potasse	0.0746	0.0785
— soude.	0.0528	0.0592
Bicarbonate de soude.	0.0094	0.0024
— lithine	appréciable	»
— chaux.	0.2802	0.2948
— magnésie	0.0166	0.0144
— fer et manganèse.	0.0020	0.0017
— ammoniaque. . .	0.0008	0.0003
Silice.	0.0732	0.0670
Phosphate.	appréciable	»
Arsenic.	0.0001	»
Matières organiques.	traces	»
Total des substances fixes.	1.8016	1.8299

Cette composition et cette haute thermalité vous indiquent, *a priori*, une grande activité que l'expérience confirme. D'une manière générale, elles sont toniques et excitantes, produisent un remontement de tout l'ensemble, excitation plus ou moins prompte et durable suivant le mode de leur application et de leur température. Ces eaux s'administrent en boisson, en grands bains à température variable, bains de piscine, douches de toutes espèces, depuis la température la plus basse jusqu'à celle des sources en bains de vapeur (caisse ou étuve), bains locaux à eau courante. On leur associe, selon les besoins, le massage ou l'électricité.

Leur spécialisation se manifeste dans les états morbides suivants :

I. Lymphatisme. — L'action bienfaisante des eaux de Bourbon-Lancy est tout à fait admirable sur le tempérament lymphatique ; elles modifient toujours, et avantageusement, chez les enfants, le terrain propice à la scrofule, en les fortifiant contre la diathèse. Grâce à leur thermalité, qui permet d'étendre le champ de leur activité, elles sont préférables aux bains de mer (inaccessibles au plus grand nombre) chez les sujets à réaction difficile ou incomplète. Cette assertion n'est plus à démontrer.

II. Scrofule. — Cette action s'étend plus loin, elle se montre encore et constamment réparatrice dans les manifestations aiguës et subaiguës de la scrofule. On comprend qu'un agent aussi souple, doué d'une minéralisation faible, mais bien équilibrée, d'une haute thermalité, dont on peut, à volonté, graduer la puissance, s'adapte aisément à toutes les nuances et à toutes les phases de la diathèse. Et si on veut bien se rappeler que, à côté du chlorure de sodium, il existe de l'iode, on s'expliquera que, dans bon nombre de ces cas, elles seront supérieures aux bains de mer, et que leur activité se double par leur administration en boisson toujours bien tolérée.

III. Rhumatisme. — Quand on parle de rhumatisme, l'idée des eaux de Bourbon-Lancy se présente de suite à l'esprit. Il est certain que c'est leur efficacité dans cette maladie qui a d'abord attiré l'attention, puis leur a valu une réputation méritée. On doit mettre hors de cause le rhumatisme dans ses manifestations aiguës, et aussi l'état fébrile consécutif à l'accès. La fièvre doit ne plus exister chez le sujet qu'on soumet au traitement thermal : un espace de deux mois, au moins, doit séparer la fin de l'accès et le début du traitement.

Dans l'état rhumatismal chronique, le seul en question ici, il est nécessaire, pour la curation, d'établir des distinctions entre les différentes formes qui le constituent, afin de saisir l'indication thérapeutique et de faire le choix judicieux du procédé applicable à chaque cas particulier. L'expérience, en effet, a démontré que telle application utile dans une des formes, cesse de l'être dans une autre. Je regrette de ne pouvoir exposer avec détail les très nombreuses indications et contre-indications et la technique relatives à ce sujet. [Je me propose de traiter ce sujet, avec tous les développements qu'il mérite, dans un travail ultérieur dont j'ai réuni tous les éléments. En attendant, je serai toujours à la disposition de mes confrères pour toutes les questions qu'il leur plaira de m'adresser.]

Première forme : *Rhumatisme névropathique.* — C'est le rhumatisme subjectif, car le plus souvent aucun phénomène appréciable ne le dénonce au médecin, parfois c'est le teint ou le facies, une certaine apparence de langueur qui peuvent attirer l'attention. Cette forme, la plus fréquente de toutes, récidive facilement, mais s'améliore promptement. Dans l'espèce, les moyens curatifs sont nombreux et presque tous d'égale valeur : ils consistent en bains chauds, très courts de 38 à 40° centigrades ; — douches chaudes, bains de vapeur avec eau en boisson. Chacun d'eux conduit au même résultat, c'est-à dire à la guérison.

Deuxième forme : *Rhumatisme chronique.* — 2 degrés.

a) — L'altération est encore péri-articulaire, la déformation des jointures n'est qu'extérieure, les tissus blancs entourants l'articulation sont plus ou moins altérés, les muscles ont subi un commencement d'atrophie, l'augmentation du volume de l'article est plus apparente que réelle; les mouvements sont gênés, douloureux, affaiblis. — Cet état peut se prolonger toute la vie, en restant stationnaire. Il faut ici proportionner l'activité du traitement à l'ancienneté de la maladie, aux symptômes actuels, au nombre des jointures malades, etc. En supposant un état moyen, la cure s'obtiendra à l'aide de douches très chaudes (40° à 43°) d'une durée de 5 à 8 minutes, en lame, lame brisée, jet de lance, pluie, selon l'état de l'articulation, l'espèce de jointure, et aussi celui du sujet et la manière dont il réagit. — Dans cette forme, le bain est moins efficace que dans la précédente, cependant il rend de grands services. Si le nombre des jointures compromises est grand, alors on doit l'administrer chaud et de courte durée, 39 ou 40° — un quart d'heure. On observe ordinairement que, par ce dernier procédé, l'amélioration se prononce un peu plus tardivement, quelquefois même, après la cessation du traitement; mais ce fait n'a rien d'absolu. Cependant il est fâcheux, parce que, dans ces cas, à moins de les bien connaître, malade et médecin se décourageraient. Quoi qu'il en soit, cette forme relève de la douche. — Il est bon d'adjoindre au moyen employé le massage et l'électricité, pour dissiper les raideurs articulaires et guérir l'atrophie musculaire.

b) — Le mal est plus profond, l'arthrite sèche, déformante est constituée. Dans une détérioration si grave, nous obtenons encore une amélioration qu'on n'obtiendrait pas par les moyens ordinairement employés, mais le traitement devient plus compliqué, plus composé. Les douches doivent être employées avec prudence et modération ; une percussion trop forte déterminerait certainement de la douleur et de l'inflammation.

Troisième forme : *Rhumatisme noueux.* — C'est le plus proche parent de la goutte. Ici, cette forme s'améliore toujours, si les malades ne nous quittent pas guéris (ce qu'on n'oserait rêver) ils partent soulagés et satisfaits.

Quatrième forme : *Rhumatisme d'Heberdem.* — Dans cette forme rebelle, on parvient à opérer un remontement de l'état général, à amender les douleurs et à combattre l'atrophie musculaire.

Cinquième forme : *Rhumatisme viscéral.* — Je ne mentionnerai que celui du cœur; *la contre-indication des eaux de Bourbon-Lancy est absolue dans les maladies de cet organe.*

La difficulté du diagnostic du rhumatisme chronique, fixé sur d'autres viscères, est sans doute la cause qu'il est souvent méconnu et dirigé vers d'autres stations, dont les eaux paraissent appropriées aux souffrances de l'organe spécialement atteint.

IV. Goutte chronique sthénique et asthénique. — Les goutteux retirent presque toujours un bénéfice d'une cure auprès de nos sources. Il va sans dire que le traitement réclame beaucoup d'attention de la part de celui qui le dirige, car il exige un grand nombre de nuances dans cette maladie, qui le rendent singulièrement délicat.

V. Sciatiques. — Je ne puis étudier ici les diverses maladies qui se traduisent par de la douleur sur le trajet du nerf sciatique, mais, à en juger par ce que j'ai observé, à l'aide de nos eaux comme réactif, les causes de la douleur sont nombreuses; quelques-unes constituent des contre-indications, partant on ne peut formuler un traitement thermal uniforme pour toutes les sciatiques. Je dirai seulement que le traitement par les douches très chaudes de courte durée, qui réussit bien dans les sciatiques rhumatismales, névralgiques, congestives *a frigore*, c'est-à-dire les plus nombreuses, exaspère celles qui sont sous l'influence d'une intoxication (diabète, alcoolisme, etc.). J'ai observé que, chez les neurasthéniques dont le système nerveux déprimé conduit à une assimilation imparfaite, à des échanges nutritifs viciés déterminant un état de dystrepsie et une auto-intoxication consécutive, la sciatique, quelle que soit sa cause, dans ces mauvaises conditions, s'exaspère pendant la cure thermale et ne guérit qu'après avoir remédié à ce mauvais état. Il est prudent de ne pas promettre la guérison d'une sciatique, avant d'avoir bien reconnu la cause.

Ce que j'ai observé dans les sciatiques, je l'ai également constaté dans les névralgies, d'où je tire les mêmes conclusions.

VI. Maladies des femmes. — Je n'entends par cette désignation, que les affections subaiguës ou chroniques des organes contenus dans le bassin : la métrite, les engorgements péri-utérins des ligaments larges, des trompes, des ovaires, etc. Les cures que l'on obtient ici sont des plus remarquables et très encourageantes. On les doit à l'application, interne et externe, de nos eaux qui remontent l'organisme, tandis que le traitement local agit sur la cause. Les grands bains, à durée et à température variables, constituent un traitement héroïque, qu'on s'explique en considérant à quelle action énergique les malades sont soumises, et la grande tolérance qu'elle comporte, conditions qu'on ne trouve nulle autre part. En effet, les baignoires d'un accès facile, sont vastes, la masse d'eau considérable (500 litres), renouvelable selon les besoins. Dans ces conditions, outre des effets de pression, la température du corps tendant à se mettre en équilibre avec la température du bain, haute ou basse, il s'établit entre le malade et l'eau, des courants thermiques et une action électrique simultanée, qui s'ajoute aux effets de pression, de calorification et de minéralisation. On conçoit, en outre, que l'on peut à volonté diminuer ou exalter cette énergie. D'autre part, suivant les indications, les douches d'eau minérale chaude ou refroidie peuvent apporter leur appoint à la cure. Nous disposons encore de moyens puissants dans l'usage des bains de siège à eau courante, des douches ascendantes, etc.

VII. Paralysies. — Un traitement bien dirigé, institué d'après les causes et le genre des paralysies, et aussi d'après leur durée, donne parfois des résultats remarquables et inespérés.

VIII. Myelites. — Quand il s'agit d'affections des méninges on obtient souvent la guérison. Certaines affections douloureuses, ou paralytiques, dont on voit disparaître promptement les manifestations, sont probablement d'origine rhumatismale, et les résultats seraient, par analogie, aussi bons dans certaines hépatalgies, etc., si le diagnostic pouvait être établi par le médecin traitant, et le malade dirigé sur la station en temps opportun. — La vive révulsion produite par les douches à haute température amène ordinairement la sédation des douleurs des ataxiques.

IX. —Suites d'affections traumatiques. — Entorses— Luxations. — Fractures — Raideurs articulaires, etc. — Nos eaux chlorurées sodiques, on le conçoit, n'agissent pas d'une manière spécifique sur ces affections, mais elles peuvent, grâce à leur haute thermalité, procurer des guérisons nombreuses ; c'est ce que nous voyons tous les ans se produire sous nos yeux.

Tel est le vaste domaine concédé par l'expérience (d'où il n'y a rien à retrancher) aux eaux thermales de Bourbon-Lancy. Les limites, entre lesquelles s'exerce leur activité, sont assez larges pour qu'on ne cherche point à les étendre. Aussi je m'empresse, puisque l'occasion m'est offerte, de rejeter hors de ce champ fécond les herbes parasites, que quelques... prospectus ont voulu y introduire. Notre honnête Naïade, chers Confrères, rejette avec dégoût les oripeaux dont on a voulu l'affubler : elle me charge de vous le dire.

Dr F. Goëde.

BOURBON-L'ARCHAMBAULT (Allier).

Note du Dr Noir sur le Lymphatisme à Bourbon-l'Archambault (1).

. La réputation de Bourbon-l'Archambault, au point de vue des affections rhumatismales de toute nature, et des lésions chirurgicales de tout genre, a fait perdre de vue, dans le monde médical, l'action salutaire de ces eaux dans le traitement des affections si nombreuses qui relèvent de l'état lymphatique.

Les praticiens civils et militaires, qui fréquentent la station, en connaissaient bien la valeur et l'importance; mais l'écho n'en dépassait pas les limites d'une certaine région. C'est pourtant le résumé de leurs observations que je vais exposer ici le plus brièvement possible.

La première affection qui trouve de l'amélioration par la cure thermale de Bourbon est l'engorgement des articulations; c'est surtout dans les articulations du pied que l'on rencontre le plus fréquemment des lésions d'origine strumeuse. En vinq-cinq ou trente jours de traitement, l'état local est modifié, le gonflement diminue, la gêne est moins grande, et les menaces de suppuration disparaissent. Dans la généralité des cas, deux saisons suf-

---

(1) La remarquable conférence faite à MM. les Membres de la Caravane hydrologique par M. le Dr Regnault, médecin inspecteur, ayant été résumée avec soin dans les deux précédents chapitres, au triple point de vue historique, climatologique et médical, nous publions en son lieu et place la note très intéressante de M. le Dr Noir.

fisent pour débarrasser une articulation menacée d'anky-
lose et permettre des mouvements assez étendus.

Si des abcès se sont formés, et que des fistules osseuses
se soient produites, les douches administrées avec prudence amènent en peu de temps une amélioration rapide
et la cicatrisation ne tarde pas à se produire.

Les cas de ce genre sont surtout fréquents dans la clientèle civile et s'observent chez des jeunes enfants ou chez
des malades d'un certain âge. A l'hôpital militaire, le
champ d'observation est plus restreint, mais il est encore
plus précis; en effet, on y reçoit de jeunes hommes de
vingt et un à vingt-quatre ans qui, ayant des prédispo-
sitions strumeuses latentes, voient à la suite des fatigues
du service militaire se manifester des lésions plus caractéristiques.

Dans des engorgements ganglionnaires de toute nature
à l'aîne, au cou spécialement, la cure de quarante jours
amène presque toujours une guérison complète. Chez
presque tous ces malades, l'état général est mauvais, parce qu'ils ont tous fait un séjour de plusieurs mois à l'hôpital de leur corps d'armée, aussi ont-ils un air cachec-
tique bien marqué. En outre du traitement local, on leur
fait prendre de deux à trois verres d'eau minérale, matin
et soir, pendant qu'à leurs repas, ils boivent de l'eau ferrugineuse de Saint-Pardoux. C'est à la suite de cette hygiène
qu'en un mois, une véritable résurrection a lieu. Le premier signe de l'amélioration est l'engraissement qui se
dessine au bout de quelques jours et qui va en progres-
sant jusqu'à la fin de la cure : en même temps, l'appétit
se relève et les forces musculaires également.

Sans doute, dans l'appréciation de ces résultats bienfaisants, il faut tenir grand compte de l'air pur de la station,
et du repos, mais néanmoins ces effets reconstituants et
résolutifs tiennent évidemment aux principes thérapeutiques, iode, brome et chlorure de sodium qui entrent
dans la composition de l'eau minérale.

J'ajouterai en terminant que Bourbon-l'Archambault se trouve à 240 mètres d'altitude, et que du premier juin au premier octobre la température y est douce, tempérée, constante et sans brusques variations, ce qui donne aux malades quatre mois de traitement à peu près certain. Par contre, les stations similaires d'Auvergne et des Pyrénées qui sont à 800 mètres au moins d'altitude ne peuvent recevoir de malades qu'en juillet et en août, alors que les journées sont extrêmement chaudes et ne permettent ni les promenades, ni le séjour au grand air, ces accessoires indispensables de toute bonne saison thermale. Ajoutons en dernier lieu que l'encombrement général qui se produit dans les stations pendant les deux mois, rend souvent le traitement plus pénible à cause des heures trop matinales des douches et des bains.

En appelant toute l'attention de nos collègues de la Société d'Hygiène, et des praticiens des grandes villes, sur cette étude par trop rapide, nous prenons l'engagement de la compléter, et de la rendre de plus en plus probante par une série successive d'observations cliniques.

Dr Noir.

VICHY (ALLIER).

Notice sur les eaux minérales de Vichy,
par M. le D^r DE PIETRA SANTA.

A l'effet de rendre plus intéressants et plus instructifs, pour les membres de la Caravane hydrologique, les résultats de leur excursion à la station thermale de Vichy, nous réunirons ici les notes, qu'à des époques successives de 1854à 1887, nous avons recueillies sur place sous ces deux titres : *Vichy médical. Vichy souterrain et industriel.*

Les renseignements que nous résumerons dans le second chapitre (et qui ne se trouvent pas d'ordinaire dans les *Guides* ou *Manuels*) fixeront mieux dans l'esprit de nos chers collègues la raison d'être et l'importance des galeries souterraines, des caves et sous-sols de l'établissement, central.

Au cours des visites des 4 et 5 septembre, nous avons constaté avec une vive satisfaction que, comme nous, ils n'avaient pu se défendre d'un sentiment d'admiration pour l'art de ces Ingénieurs des mines (dont M. Jules François a été l'éminènte personnification), qui, au prix des recherches les plus patientes, des calculs les plus précis, des aménagements les plus ingénieux, ont su retrouver à leur point d'origine *(griffons)* ces sources précieuses, les capter, et les diriger sur les buvettes respectives, et les baignoires des galeries, où viennent chaque jour, et sans le moindre encombrement, boire et se baigner des centaines et centaines de malades.

Rappelons, en passant, que c'est surtout de l'époque où l'Etat a cédé à une grande Compagnie fermière les sources qu'il possédait dans le bassin de Vichy (tout en conservant son contrôle, par l'intervention directe du Médecin Inspecteur et du Commissaire du Gouvernement), que date la plupart de ces beaux travaux souterrains, qui, en assurant la pureté que les diverses sources avaient à leur griffon, devaient en conserver l'inaltérabilité, au double point de vue de la minéralisation et de la température originelles.

Sans doute, les sacrifices pécuniaires des premières années ont atteint des proportions considérables, mais jamais, en fait d'exploitation d'eaux minérales, on n'aura vu une réalisation plus éclatante du célèbre adage:

Audaces fortuna juvat!

I. — Vichy médical.

N'ayant pas la prétention de passer en revue les nombreux ouvrages, livres et monographies, qui traitent *ex professo* des Eaux minérales de Vichy aux divers points de vue: physique, chimique, prophylactique et thérapeutique, nous nous bornerons à signaler les travaux les plus récents de MM. Jacquot, O. Keller, Wilm, Durand-Fardel, Gautrelet et Peyraud en France; de MM. Prosser James, Tichborne et C. E. Cormack en Angleterre.

I. Les Sources. — C'est aux rapports officiels adressés au Ministre des Travaux publics par M. O. Keller, ingénieur en chef des Mines, et au Ministre du Commerce par M. Jacquot, inspecteur général des Mines, que nous empruntons à ce sujet les détails les plus précis.

L'État possède à Vichy 6 sources naturelles, et 3 sources

artésiennes d'eaux minérales, toutes extrêmement alcalines, très limpides, et chargées d'acide carbonique libre.

Ces 9 sources font partie de la concession attribuée à
la Compagnie fermière par la loi de 1853 (1). Ce sont :

    1° La Grande-Grille, source naturelle chaude,
    2° Le Puits Carré   —   —
    3° Le Puits Chomel   —   —
    4° La Source Lucas   —   —
    5° L'Hôpital   —   —
    6° Les Célestins, sources naturelles froides,
    7° Hauterive, source artésienne froide,
    8° Mesdames,   —   —
    9° Le Parc.   —   —

D'après M. O. Keller, toutes ces eaux bi-carbonatées
sodiques rentrent nécessairement dans la deuxième classe
des Eaux minérales, *Eaux alcalines*. (La première classe
comprend les *Eaux sulfureuses*, la troisième les *Eaux
ferrugineuses*, la quatrième les *Eaux salines*.)

La situation géologique des orifices par lesquels les
sources arrivent au jour, se trouve dans des terrains de
formation lacustre, de l'époque du miocène, superposée
aux terrains de granit et de porphyre rouge quartzifère.

Les sources du Parc, d'Hauterive, de Mesdames, sont
des sources artificielles obtenues par des sondages dans
le terrain lacustre. Pour la source Hauterive, le trou de
sonde a été poussé à 97 mètres, et il paraît avoir pénétré de
12 mètres dans des schistes carbonifères.

Dans le compte rendu du Secrétariat, nous avons déjà
donné le tableau indiquant, pour les principales sources
de Vichy, le degré de température, le poids total des éléments minéralisateurs par litre (d'après M. M. Bouquet

---

(1) Le bail a été consenti pour une durée de 99 années, avec engagement par la Compagnie de dépenser 3,500,000 francs sur la propriété de l'État, en créations et améliorations, avec obligation d'abandonner le tout à l'expiration du bail.

1852, et Wilm 1883), la teneur en acide carbonique, et en bicarbonate de soude, le débit par 24 heures. Dans les analyses de M. Wilm les carbonates étant transformés en bicarbonates, la teneur en bicarbonate de soude est représentée par 5 gr. 775.

La source Mesdames contient en outre, comme nous l'avons indiqué, 0.026 de protoxyde de fer. Quant à la proportion d'arséniate de soude, elle oscille, dans les diverses sources, entre 0.001 et 0.003.

M. Jacquot évalue à 3,474 hectolitres par jour le débit des sources appartenant à l'État.

Les buvettes de la Grande-Grille, du Puits-Chomel et de Mesdames, sont installées dans les galeries du rez-de-chaussée de l'établissement central.

La Grande-Grille bouillonne dans une énorme vasque en pierre de Volvic, d'où s'élève une fumée ou vapeur chaude qui dégage une forte odeur d'eau minérale.

La source Mesdames tombe, avec un bruit argentin, dans sa vasque qu'elle colore en rouge foncé (rouille ou protoxyde de fer).

L'eau du Puits-Chomel, qui jaillit dans le sous-sol, est portée en haut par une pompe aspirante rotatoire, et distribuée aux malades à une température de 42 à 43° centigrades.

La source de l'Hôpital, qui occupe le milieu de la place Rosalie, bouillonne dans un bassin en pierre de Volvic, qu'elle recouvre d'une couche épaisse de carbonate de chaux. Elle est abritée des intempéries des saisons par une vaste coupole métallique.

C'est dans les galeries souterraines de l'établissement central qu'émergent les griffons des sources Grande-Grille, Puits-Carré, Chomel, et Mesdames.

II. LES BAINS ET DOUCHES. — Toute cure thermale à la station de Vichy comporte trois éléments essentiels :

— La boisson aux différentes buvettes ;

— Les bains d'eau minérale ou d'eau douce ;

— La douche, sous toutes formes et variétés.

Les baignoires, très confortables pour la 1re classe, sont situées à droite et à gauche des galeries supérieures du grand établissement thermal. Elles sont au nombre de 100.

Les baignoires pour la 2me et la 3me classe sont installées dans le bâtiment construit en 1868 par la Compagnie fermière, à quelques pas de l'établissement central. On compte 180 cabinets de bains pour la 2me classe, 24 pour la 3me, et deux grandes piscines de natation.

En outre, 34 cabinets de bains et une magnifique piscine sont installés dans l'établissement créé par le Dr Lucas sur la place Rosalie, et alimentés par la source de l'Hôpital.

En 1881, nous apprend M. Jacquot, la Compagnie fermière avait fourni 118,360 bains minéraux, et 2,030 bains de piscine.

Toutes les dispositions sont prises dans l'établissement pour pouvoir donner 4,000 bains dans une journée de 12 heures.

Le service des douches est installé, pour les deux sexes, dans chacun de ces trois établissements, avec tout le confort, toute la régularité, et toute la variété d'appareils perfectionnés, que comporte l'hydrothérapie scientifique moderne.

En 1801, le nombre des douches avait atteint le chiffre de 35,000.

Les eaux minérales utilisées pour le service des bains et des douches des deux établissements principaux sont en grande partie fournies par deux réservoirs du sous-sol, et aspirées par de puissantes pompes ; elles sont refoulées dans un château d'eau, d'où elles se dirigent sur les lieux d'utilisation.

L'eau douce nécessaire aux besoins de l'établissement est fournie par une source vive d'excellente qualité située aux environs de la gare.

Nous devons ici une mention spéciale à trois médications adjuvantes fort appréciées par les confrères de la station :

1º Les bains d'acide carbonique généraux ou locaux (cas de névralgie rebelle) ;

2º Les inhalations d'oxygène (traversant une solution de benjoin à la sortie du gazomètre), en vue de favoriser les échanges organiques, et d'augmenter la proportion des globules rouges du sang ;

3º Les inhalations et pulvérisations avec les eaux minérales de toutes classes indiquées par les médecins.

III. LA CURE THERMALE. — En abordant actuellement les questions de doctrine et de pratique médicale, qui constituent la cure thermale de Vichy proprement dite, nous viserons d'une manière spéciale :

1º L'étude de M. Durand-Fardel : *Sur les applications respectives des différentes sources de Vichy;*

2º Le mémoire de MM. Gautrelet et Peyraud présenté à la Société française d'Hygiène, et intitulé : *La Cure thermale de Vichy;*

3º Le volume de MM. Tichborne et Prosser James de Londres : *The mineral waters of Europe;*

4º La monographie du Dr Prosser James : *Vichy and its Therapeutical Resources;*

5º Le traité du Dr C. F. Cormack de Londres, lauréat de la Faculté de Paris : *The mineral waters of Vichy.*

Par l'importance des analyses chimiques et des faits cliniques, par l'autorité et la compétence de leurs auteurs, ces divers travaux sont de nature à éclairer la religion de nos collègues de la Caravane hydrologique, sur les questions de thérapeutique encore en litige.

En premier lieu, la connaissance exacte par l'analyse chimique des éléments minéralisateurs d'une eau minérale, ne suffit pas pour déterminer, *a priori*, ses véritables applications thérapeutiques.

Deux sources voisines, de composition en apparence

identique, se trouvent souvent douées de propriétés qui leur assignent des actions pathogénétiques déterminées, sur des appareils organiques distincts, en sorte que leur spécialité respective et caractéristique doit se déduire, non des indications, comme on le croit généralement, mais des contre-indications fournies par la clinique.

En second lieu, si la thermalité d'une source ne fournit pas toujours la raison d'être de son plus ou moins d'activité thérapeutique, il n'en est pas moins certain que les sources douées d'une thermalité effective ont une activité thérapeutique supérieure à des sources froides, et que, dans une même station, toutes choses égales d'ailleurs, les sources les plus chaudes sont celles qui sont les plus activement salutaires.

Nous avons vu plus haut, par les documents officiels récents de MM. Jacquot et Keller, que les sources de Vichy, les unes sourdant naturellement à la surface du sol (Lucas, Grande-Grille, Puits-Carré, Hôpital, Célestins), les autres *artésiennes* obtenues au moyen de forages (Hauterive, Mesdames, Parc), forment 4 groupes distincts :

1er groupe. Puits-Carré, Grande-Grille, Lucas, dans l'établissement principal de la station ;

2me groupe. Source du Gros-Boulet ou de l'Hôpital à 500 mètres des premières sur la place Rosalie ;

3me groupe. Les Célestins (vieille source, néo-source et grotte) comprenant 5 griffons sur les bords de l'Allier ;

4me groupe. Sources artificielles obtenues par la voie du forage (Puits-Chomel).

Comme nous l'avons dit précédemment, jusqu'à ces derniers temps on spécifiait l'application thérapeutique des principales sources de Vichy de la manière suivante:

Hôpital : Affections de l'appareil gastro-intestinal.

Grande-Grille : Affections de l'appareil hépatique.

Célestins : Affections de l'appareil urinaire et goutte.

Mesdames : Chlorose et anémie.

1° L'un des premiers, Durand-Fardel a montré que

cette simplification trompeuse, véritable légende de la station, conduisait à une pratique incorrecte, à des résultats mauvais. « Il faut, disait-il, puisque la constitution chimique des eaux de Vichy ne fournit pas de renseignements significatifs, s'adresser à l'observation clinique, en tenant compte de la double action que possède toute eau minérale : action altérante et reconstituante *générale*, action résolutive ou substitutive *locale*. »

Or, à ce point de vue, toutes les sources de Vichy possèdent l'action altérante, laquelle s'adresse aux diathèses de l'assimilation, et particulièrement à la goutte et à la gravelle urique, et cette action appartient surtout aux sources les plus chaudes, la Grande-Grille et l'Hôpital. Toutefois, dans le choix de ces dernières, il importe de faire intervenir d'autres considérations, en tenant compte :

1° De l'état des voies digestives ;

2° De l'état général du système, ou d'un système particulier, excitable ou torpide ;

3° Des conditions de l'appareil, ou de l'organe, que le traitement a spécialement en vue.

Effectivement, l'expérience démontre que l'eau de l'Hôpital est parfaitement tolérée par l'estomac, et que, en sa qualité d'eau douce, elle convient parfaitement lorsqu'il existe un état *irritable*.

« Claude-Bernard a remarqué, le premier, que l'usage des alcalins favorise la production de l'acide gastrique ; leur rôle, au niveau de l'estomac, consiste à puiser dans le sang les acides qui ne sauraient y séjourner sans compromettre la santé. » (SOULIGOUX.)

D'autre part, l'eau de la Grande-Grille semble avoir une affinité particulière avec l'appareil hépatique, surtout quand prédominent des phénomènes torpides.

L'action de la source des Célestins sur l'appareil urinaire est identique à celle de la Grande-Grille sur l'appareil hépatique, mais elle exagère aussi tous les états irritables.

Quant à l'action de la source ferrugineuse de Mesdames, elle est très bien justifiée par l'ensemble des phénomènes généraux de chloro-anémie qu'il s'agit d'amender et de combattre.

En suivant cet ordre d'idées, il est facile de voir que Durand-Fardel se préoccupe, avant tout, dans l'application thérapeutique des diverses sources de Vichy : 1° de leur thermalité; 2° des contre-indications formelles fournies par l'observation clinique.

2° MM. Gautrelet et Peyraud, dans cette remarquable étude sur la *Cure thermale de Vichy*, dont les conclusions figurent dans notre compte rendu du Secrétariat, trouvent une explication plausible du mode d'action différent des quatre types d'eaux minérales de la station (2 chaudes, type hôpital et type Grande-Grille; 2 froides, type Célestins et type Mesdames), en considérant la thermalité des diverses sources non plus isolément, et en elle-même, mais bien dans ses qualités de « dissociation » quant à l'acide carbonique de ces eaux.

En tenant compte, en outre, de l'atmosphère surchargée d'acide carbonique du bassin de Vichy, avec ses propriétés thérapeutiques très réelles, *toniques* d'une part, *sédatives* de l'autre, on arrive à une conception synthétique, qui embrasse l'ensemble des conditions spéciales et caractéristiques qui constituent la cure thermale de Vichy.

3° MM. Tichborne et Prosser James consacrent un important chapitre (vi) à la médication alcaline, *Therapeutics of the alkaline waters*, en établissant une distinction capitale entre la minéralisation des bases, soude et potasse. Avec la grande majorité des auteurs anglais et allemands, ils rejettent l'*anémie alcaline* de Trousseau, parce que la physiologie de nos jours a démontré expérimentalement, et cliniquement, que les alcalins sodiques, en augmentant la quantité d'albumine et en diminuant d'autant la fibrine dans la masse du sang, « activent la circulation, et permettent à un plus grand nombre de globules rouges de passer dans les capillaires en un temps donné ».

Dans le chapitre « *Chemistry of the alkaline waters,* MM. Tichborne et Prosser James combattent, preuves chimiques en main, l'analogie que l'on a cherché à établir entre les eaux allemandes de Carlsbad et les eaux françaises de Vichy.

A Vichy, le rapport des sels alcalins aux sels purgatifs est de 17 à 1, pendant que les carbonates terreux sont aux carbonates salins dans la proportion de 3 à 1.

A Carlsbad, ces rapports et proportions sont entièrement renversés, et les principes purgatifs ou salins sont représentés par 3, alors que les éléments alcalins terreux sont réduits à 1.

Les analyses chimiques quantitatives des principales sources de Vichy, faites avec beaucoup de soin par M. Tichborne, sont résumées par lui d'une manière saisissante dans un *skeleton analysis*, par les proportions des éléments suivants : principes fixes *(solids)* ; principes alcalins *(antiacids)* ; principes salins *(salines)* ; principes purgatifs *(purgatives)*.

Pour une 1/2 pinte (10 onces de liquide).

	SOLIDS (grains)	ANTIACIDS (grains)	SALINES (grains)	PURGATIVES (grains)
Grande-Grille .	27 3/4	24	2	1
Hauterive. . .	27	23 1/3	2	1
Mesdames. . .	22	19	1	1 1/3
Hôpital. . . .	28 1/4	25	2	1
Parc	26 3/4	23	1 3/4	1 1/4

Ce chapitre se termine par une analyse comparative des eaux de Vichy prises à la source, et des eaux de Vichy transportées dans le laboratoire de Londres. Cette analyse démontre que la composition des principales sources de

Vichy reste inaltérée après leur exportation *(remains unaltered after exportation)*.

Voici du reste les proportions de principes fixes, et de bicarbonate de soude, pour un *gallon* d'eau minérale.

SOURCES	RÉSIDUS FIXES (en grains)	BICARBONATE DE SOUDE (en grains)
Grande-Grille . . .	448.08	294.80
Hauterive.	433.26	300
Hopital.	447	314.26
Mesdames.	356.22	240.30

4° L'étude magistrale du Dr PROSSER JAMES (de l'école du *The London Hospital*) a été rédigée, *de visu* et *de experien·tiá*, sur les documents les plus autorisés, avec observations cliniques à l'appui.

Le savant auteur insiste sur la nécessité de procéder dans l'administration des eaux de Vichy, par doses modérées, car elles ne peuvent être considérées, dans aucune circonstance, comme des eaux de *lixiviation*. Leur action se porte de préférence sur les liquides sanguins qui imprègnent la trame organique, et dans ces conditions, il convient de maintenir une juste pondération entre les quantités de principes alcalins absorbés, et les quantités de substances liquides qui doivent subir leur bienfaisante influence.

A l'exemple de Durand-Fardel, de Gautrelet et Peyraud, M. Prosser James, dans la gamme thérapeutique des diverses sources, fait jouer un rôle prépondérant à leur température native.

Des trois actions générales dans lesquelles se résume pour ainsi dire la médication thermale: *altérante, reconstituante* et *sédative,* c'est la première qui appartient plus spécialement en propre aux eaux alcalines sodiques suffisamment minéralisées.

Toute démodée que puisse paraître cette expression de *médication altérante,* elle n'en indique pas moins une

modification directe du système s'étendant aux états diathésiques. M. Prosser James se déclare impuissant à déterminer son véritable *modus agendi*, et c'est seulement pour
mémoire qu'il rappelle cette explication platonique de
Durand-Fardel : « C'est sans doute en touchant les actes
mêmes de la nutrition, et dans le milieu des échanges
organiques, qu'elle agit sur des états où tout ce que nous
pouvons en savoir ne s'étend guère au delà d'une altération
des actes nutritifs. »

Dans le chapitre : *Propriétés chimiques des eaux*, l'éminent hydrologue, pour répondre aux préoccupations de ses
confrères anglais qui accordent une grande importance
au traitement sur place, se pose à son tour ce point d'interrogation :

« La simple solution dans une eau chargée d'acide carbonique, de sels alcalins qui figurent dans la minéralisation des eaux de Vichy, peut-elle offrir à la thérapeutique
un remède aussi fidèle et aussi efficace ? »

Sa réponse est carrément négative, par cela même que
les analyses chimiques les plus précises ne retrouvent pas
les traces de substances que l'analyse spectrale seule nous
a révélées, comme, par exemple, le lithium, le rubidium,
le cœsium.

« Cet argument, écrit-il, auquel se joignent ceux tirés
de l'association complexe et souvent instable des éléments
minéralisateurs, par l'action des phénomènes de température et de pression atmosphérique, nous conduisent à
rejeter l'usage des eaux minérales *artificielles* comme succédanés des eaux minérales *naturelles*. » Puis il ajoute :
« Ce serait folie à nos concitoyens d'avoir recours à des
produits factices *(factitious)*, alors qu'ils peuvent se procurer très aisément des *genuine waters !* »

5° C'est encore une étude magistrale, *de visu* et *de ex-
perientiâ*, que nous offre M. le D^r Ch. E. Cormack. Elle
comprend deux parties : l'une très précise et très complète
à l'adresse du touriste et du convalescent, à laquelle il

attache une certaine importance, parce que les distractions, la beauté du paysage, la culture de l'esprit, sont un adjuvant précieux de tout traitement hydrologique, entrepris loin du foyer de la famille ; l'autre, que nous viserons ici plus spécialement, passe en revue les diverses affections tributaires de la médication alcaline de la station de Vichy avec ses deux principales modalités : Traitement interne (boisson), et traitement externe (bains et douches).

Disons, de suite, que l'étendue que le savant auteur donne au chapitre HYGIENE AND DIET, est une preuve de la valeur pratique de cette double intervention. En préconisant le régime mixte, il prend pour base les chiffres assignés par Parkes, pour un homme de taille et de poids moyens dans les conditions d'une vie sédentaire, soit pour les aliments secs 16 onces (Substances azotées = 2,5; Grasses = 1 ; Hydro-carbures = 12; Sels = 5 grains).

Dans le traitement des dyspepsies, des gastralgies, des entérites plus ou moins rebelles, M. Cormack se préoccupe avant tout, et avec raison, de l'élément douleur. S'il ne constitue pas une contre-indication formelle, il impose du moins une grande modération et une sérieuse attention, aussi bien dans le choix de la source, que dans la quantité d'eau de boisson à administrer.

La spécialisation des sources Hôpital et Grande Grille, pour la série innombrable des maladies du foie, doit avoir pour limite la constatation précise des altérations organiques du foie, et la nature même du mouvement fluxionnaire ou congestif. Dès que surgit l'inflammation, avec son phénomène caractéristique, la douleur fixe ou poignante, il y a lieu de suspendre, sur l'heure, toute dose de boisson si minime qu'elle soit.

De temps immémorial, les eaux de Vichy, et en particulier les sources des Célestins, ont été considérées comme spécifiques de la *diathèse urique* (avec ses manifestations multiples depuis la gravelle jusqu'aux calculs vésicaux). Dans ces occurrences, comme dans les précédentes, il convient de ne pas exagérer la croyance dans l'action *fondante* des eaux alcalines sur les diverses cristallisations urinaires ou bilieuses. Si leur action *in situ* a pu être constatée avec plus ou moins de raison, leur action générale sur l'organisme n'a jamais pu être révoquée en doute. Et comme l'observation clinique, la plus généralisée, nous montre la relation intime et incessante qui, dans toute manifestation de la diathèse urique, relie la lésion ou fait local aux conditions de la fonction ou des fonctions, c'est de toute nécessité la lésion et la fonction que le praticien devra envisager dans une conception thérapeutique synthétique. Ces considérations conduisent tout naturellement M. Cormack à résoudre affirmativement la question de l'efficacité des eaux alcalines de Vichy dans le traitement de l'anémie. Qu'elle soit primitive ou consécutive, elle est caractérisée dans l'organisme par une altération spéciale des globules du sang ; ce sont ces globules qu'il faut atteindre ; ce sont eux qu'il faut ramener à leur état normal ; or, de par l'observation clinique, ce sont les eaux alcalines de Vichy qui déterminent le plus souvent cette régularisation, cette *normalisation !*

« The vichy waters stimulate the digestion, and properly administered, tend to restore the nervous functions which regulate it to their normal condition. »

Ainsi tout s'enchaîne et s'harmonise ; par une administration sage, intelligente et modérée des diverses sources de Vichy, la digestion se relève, le système nerveux se calme, et l'activité régulière de l'une et de l'autre assure la normalité de la santé.

Pour résumer ce premier chapitre : *Vichy médical*, nous sommes autorisés à affirmer qu'à la lumière des travaux et des recherches que nous venons d'énumérer avec soin, travaux et recherches conformes en tous points aux progrès de la Science hydrologique moderne, on voit se dissiper, peu à peu, les pénombres de la routine et de la légende, pendant que l'esprit de l'observateur et du praticien s'arrête avec satisfaction sur des données réellement scientifiques, parce qu'elles découlent logiquement de l'analyse clinique sagement interprétée, et de l'observation clinique, patiemment dégagée de la complexité du problème thérapeutique.

Vichy souterrain et industriel.

En abordant ce chapitre, nous rappellerons à nos chers collègues de la Caravane hydrologique, combien a été curieuse et intéressante notre promenade à travers les galeries souterraines de l'établissement central de Vichy.

I. — A la lueur d'une lampe portée en avant par le guide, on parcourt, au milieu d'une atmosphère chaude et saturée de vapeurs alcalines, ce réseau de chemins et de couloirs qui se ramifient en tous sens dans les entrailles de la terre. On se croirait dans les catacombes de Paris, si l'on n'apercevait, le long des parois, des tuyaux de toutes formes et de toutes grosseurs, courant dans toutes les directions, se soudant les uns aux autres, s'entre-croisant, formant un réseau étrange, et cependant arrêté, disposé et calculé avec précision.

De détours en détours, on arrive ainsi aux griffons du Puits-Carré et du Puits-Chomel, l'un et l'autre comme coiffés d'une cloche métallique destinée à recueillir l'acide carbonique libre, qui, par une canalisation spéciale, est dirigé sur les chambres de saturation des sels de boisson, et dans le cabinet des bains d'acide carbonique. Sur ce point, aux vapeurs alcalines à 45° de température, viennent se joindre les dégagements et émanations d'acide carbonique, qui font éprouver au visiteur des sensations de gêne respiratoire caractéristiques.

Un peu plus loin, le bruit des coups de piston des pompes aspirantes vous annonce la présence des deux

énormes réservoirs, où viennent se déverser les flots bouil-
lants des sources Puits-Carré, Puits-Chomel, Grande-
Grille et Mesdames.

Ces réservoirs ont, chacun, une contenance de 60 mètres
cubes. Les pompes aspirantes sont au nombre de 9, ac-
tionnées par une machine à vapeur de la force de 300 chevaux. Cette machine a plusieurs destinations particulières :
Elévation des eaux des réservoirs dans un château d'eau
élevé (Tour) pour le service des bains ; — Actionnement
des rouleaux et appareils destinés à la fabrication des
pastilles, aux services de la lingerie, de la buanderie et
du séchage du linge.

II. L'EXTRACTION DES SELS POUR BOISSON ET BAINS. —
« Si les *dérivés* des eaux minérales, comme on appelle
aujourd'hui les produits que l'on en extrait dans un but
médical, ne peuvent, en aucune façon, prétendre à repré-
senter ces eaux elles-mêmes, ils n'en peuvent pas moins
fournir des préparations utiles, et qui gardent, de leur
origine, quelque chose de distinct des préparations purement artificielles. Il importe de n'en pas surfaire la valeur,
mais il n'importe pas moins d'en reconnaître l'utilité. »
(DURAND-FARDEL. *Lettres sur Vichy.)*

Les premiers essais tentés sur les Eaux de Vichy avaient
pour objet l'extraction des sels pour bains et boisson.

Grâce au concours de chimistes éminents, Pelouze,
Frémy, Jules Lefort, des perfectionnements nombreux
et successifs ont été apportés aux procédés d'extraction.
Voici comment s'opère aujourd'hui l'extraction des sels
pour boisson et pastilles (A), et pour bains (B).

(Ces opérations s'exécutent principalement du 15 novem-
bre à fin mars.)

A. Dans une grande salle du rez-de-chaussée de l'établissement central, sont installés une série de grands bacs
en tôle chauffés à une température de 20°.

L'eau minérale prise dans les deux grands réservoirs

des galeries souterraines (Grande-Grille, Puits-Carré, Chomel, Mesdames) est aspirée par d'énergiques pompes, et versée dans es bacs où elle séjourne le temps nécessaire pour obtenir l'évaporation de l'acide carbonique et le dépôt en précipitation des carbonates de chaux. A ce moment les eaux, qui ne sont plus calcaires, descendent dans les caves à l'aide d'un siphon dans un grand bac en tôle, où on les fait bouillir à feu nu, jusqu'à ce qu'elles soient ramenées à une réduction de 24 degrés de l'aréomètre.

Ceci fait, elles sont transportées dans les cristallisoires (cuves en pierre, ou en marbre, de la forme d'une baignoire ordinaire), où les blancs et superbes cristaux à angles prismatiques de bicarbonate de soude s'attachent à leurs parois au fur et à mesure du refroidissement de l'eau (cristallisation à froid).

Ces cristaux détachés et recueillis avec le plus grand soin sur des claies, sont alors transportés dans des chambres à saturation (véritables grottes du chien de Naples) (1), dont l'atmosphère est surchargée d'acide carbonique recueilli sur les griffons de Puits-Carré et de Chomel.

Les cristaux portés par cette saturation (d'une durée de 7 à 8 jours) à l'état de bicarbonate de soude, sont alors placés au séchoir, puis pulvérisés au degré voulu pour la confection de la poudre pour boisson artificielle, des pastilles et des sucres d'orge.

B. Pour obtenir les *sels pour bains* le procédé est aussi très simple.

Les eaux mères restées dans les cristallisoires sont prises et mélangées avec les eaux des sources, recueillies dans les grands réservoirs dont nous avons déjà parlé. Le tout se travaille dans de grands bacs en tôle. Lorsque les eaux sont ramenées par la chaleur à 34 ou 36 degrés de l'aréo-

---

(1) Un système d'aération très bien entendu, et fonctionnant à un moment déterminé permet aux ouvriers de se livrer sans danger à la manipulation des claies et cristaux.

mètre, on laisse refroidir; et sur un feu doux et constant qui laisse échapper le reste de l'eau douce, on enlève peu à peu, au moyen de larges pelles en bois, les cristaux à mesure qu'ils se forment jusqu'à ce que le bac soit complètement à sec; car dans cette opération rien n'est perdu.

La cristallisation obtenue est confuse; les cristaux sont imperceptibles, le sel est pour ainsi dire en pâte d'une teinte grisâtre après dessication. Ces blocs de dimensions diverses sont alors pulvérisés et dosés, suivant les proportions voulues pour l'usage balnéaire, et renfermés dans des flacons en grès (1).

Maintenant, demandons-nous avec Durand-Fardel, quelle est la valeur thérapeutique qu'il faut attribuer à ces deux produits des eaux de Vichy?

« Les sels extraits employés en boissons et en bains, ont-ils une efficacité supérieure au bicarbonate de soude? »

Avec lui, nous n'hésitons pas à répondre affirmativement, surtout pour ce qui concerne les bains. Ceux-ci, tout en présentant toutes les propriétés du bicarbonate de soude, empruntent aux sels qu'ils retiennent après l'évaporation des eaux, des qualités plus toniques et reconstituantes; peut-être quelque chose de plus encore qu'il est difficile de déterminer, et que l'expérience seule de tous les jours a permis de contrôler et d'affirmer.

Quant aux sels pour boissons, on devrait théoriquement ne pas en recommander l'emploi, en raison même de la facilité de se procurer l'eau de Vichy transportée, en raison aussi du peu d'agrément de cette eau, lorsqu'on n'a pas à sa portée un siphon d'eau de Seltz.

---

(1) Ces détails minutieux nous ont paru nécessaires pour retorquer certaines assertions malveillantes ou intéressées, certains propos de *table d'hôte* allant même jusqu'à supputer les chiffres de kilogrammes de sels de soude qui entraient dans les magasins de la Compagnie fermière, pour les divers besoins de la fabrication des dérivés.

Ajoutons d'ailleurs que, d'après un article formel de son cahier des charges, la Compagnie peut utiliser tous les produits des eaux, mais elle ne doit, en aucune circonstance, les altérer ou les mêler à d'autres produits pris dans le commerce.

Toutefois, il est un grand nombre de circonstances (séjour à la campagne, voyages sur mer, longues excursions dans les montagnes, etc.) où les sels pour boissons deviennent d'utiles succédanés de l'eau transportée.

Notre opinion est d'ailleurs confirmée par l'argument suprême du *consensus omnium*, nettement établi par la progression toujours croissante de la fabrication.

La moyenne annuelle (calculée sur les cinq dernières années), donne les chiffres très démonstratifs suivants :

Sels fabriqués : { pour boisson, 12,000 kilogr.
{ pour bains,   3,000   —

III. Les Pastilles de Vichy. — « Les pastilles de Vichy, écrit Durand-Fardel dans ses *Lettres* (n° XVI), sont bien connues : toutefois leur application ne remonte pas au-delà de 1822. Darcet ayant remarqué que le bicarbonate de soude était la substance la plus active des eaux de Vichy, eut l'idée de faire des pastilles auxquelles il donna le nom de *Pastilles de Vichy*. C'est avec les sels extraits des eaux de Vichy (sels pour boisson) que sont aujourd'hui confectionnées les pastilles provenant de l'Établissement thermal, conformément à la formule de Darcet, sauf la substitution de ces sels au bicarbonate de soude.

Au point de vue thérapeutique, y-a-t-il une différence sensible entre ces deux préparations : pastilles au bicarbonate de soude, pastilles aux sels de Vichy ?

La seule chose certaine, c'est que ces dernières sont plus agréables, et qu'elles ont mérité depuis longtemps la préférence du public, au point de nécessiter une fabrication annuelle de 33,000 kilogrammes de pastilles.

Les détails minutieux et soignés de fabrication, que nous allons aborder maintenant, justifieront, du reste, la raison d'être de cette faveur.

Dans le laboratoire du Pastillage, ou de la Pastillerie, très proprement tenu, chaque opération porte sur une

quantité de 10 kilog. de matières premières ainsi constituées :

        10 kilog. de sucre ;
        300 grammes de sels pour boisson ;
        100   —   de gomme adragante ;
        900   —   d'eau de source ;

plus la petite quantité de parfums (menthe, anis, citron,
fleur d'oranger, tolu, etc.).

Les opérations successives sont :

1° Le sciage des pains de sucre raffiné (Say), en tranches
parallèles, au moyen d'une scie circulaire.

2° Le broyage est opéré dans une cuve en fonte par trois
rouleaux en granit, munis d'ailettes doubles, empruntant
leur mouvement à un arbre de couche actionné par la
machine à vapeur centrale.

3° Le malaxage dans une cuve en fonte à fond de granit à deux rouleaux à double ailette, se mouvant en sens
inverse pour produire un mélange intime des substances
indiquées plus haut.

4° Le rouleau de bronze, du poids de 18 kilog. servant
à étendre la pâte sur des tables en marbre, saupoudrées
de fécule à l'effet d'empêcher les adhérences.

5° Le pastillage. La pâte passe d'abord sous deux premiers rouleaux superposés pour prendre l'épaisseur nécessaire, puis s'engage sous un rouleau à découpage, avec
impression sur les deux faces de la pastille.

6° Le séchage est obtenu dans des étuves à 35°; les pastilles rangées sur des claies (distinctes selon les parfums)
y séjournent de cinq à six jours.

7° Le tamisage, à l'effet d'enlever la fécule, employée
au moment du roulage.

8° La mise en boîtes se fait dans un atelier de femmes.
Les boîtes en carton, de diverses dimensions, sont remplies,
fermées au moyen de bandes imprimées et d'un petit cordon, terminé par une plaquette de plomb timbrée.

Cette disposition ingénieuse permet au consommateur seul d'ouvrir les boîtes, et lui donne toutes garanties de bonne origine du produit.

IV. Les sucres d'orge. — Les sucres d'orge sont fabriqués, au sous-sol, dans de grandes bassines en cuivre placées sur des fourneaux à feu vif.

Cette fabrication, très délicate, est confiée à un contre-maître habile et expérimenté, qui surveille avec le plus grand soin le degré de cuisson.

Les proportions des matières premières sont de 5 à 7 grammes de sel pour boissons, par kilogramme de sucre de première qualité ; le mélange est parfumé à la vanille, et coloré au carmin.

Le découpage de la pâte, à moitié refroidie, s'obtient avec promptitude sur des plaques de marbre blanc.

Par des opérations successives on arrive ainsi à fabriquer 100 kilogrammes de sucre d'orge par jour.

Ces bonbons sont très appréciés des malades qui les dégustent aux heures de la boisson, dans la pensée qu'ils rendent l'eau minérale plus digestive.

Le sucre d'orge remplace ainsi à la station de Vichy les sirops de gomme traditionnels des stations sulfureuses des Pyrénées.

Indépendamment de la consommation sur place de ces excellents produits, il en est fait chaque saison, en France et à l'étranger, des envois par la poste, à tel point que leur fabrication atteint une moyenne annuelle de 7,000 kilogrammes de sucre d'orge.

V. Les Eaux transportées. — Étant données les difficultés de toute nature, financières, sociales, nosologiques, etc., qui s'opposent à l'envoi de la majorité des malades dans une station thermale déterminée, le Praticien se trouve souvent dans la nécessité de faire prendre *à domicile* des eaux minérales, qui auraient indubitablement produit des résultats plus salutaires, si elles avaient été utilisées à leur point d'origine. (Sans compter les circonstances adjuvantes relatives à des conditions climatologiques plus efficientes, à des installations balnéaires plus variées et plus adaptées à la maladie qu'il s'agit d'amender et de guérir.)

Mais s'il est vrai qu'un traitement thermal est une *médication*, il ne faut pas oublier non plus qu'une eau minérale transportée est un *médicament*, et, dans la généralité des cas, un médicament inimitable.

L'essentiel, c'est qu'il arrive au malade dans les conditions les plus favorables de pureté et d'inaltérabilité. Si ces conditions se réalisent difficilement pour des eaux de la classe des *eaux sulfureuses*, elles deviennent plus faciles pour celles des trois autres classes d'eaux, les *alcalines*, les *salines* et les *ferrugineuses*.

Les eaux de Vichy, par leur minéralisation stable dans laquelle le bicarbonate de soude figure pour 80 0/0, supportent très facilement le transport jusqu'aux points les plus reculés du globe.

L'altération la plus ordinaire que subit l'eau de Vichy transportée, et conservée loin des sources, consiste dans le dégagement d'acide carbonique et la précipitation des carbonates terreux, et aussi du fer peroxydé, lequel entraîne avec lui une partie du principe arsenical.

Ces altérations (par oxydation et par perte d'acide carbonique) sont proportionnelles aux causes extérieures qui ont pu les déterminer, mais en somme, d'après les expériences variées de Bousquet, la perte d'acide carbonique dans les eaux transportées atteint à peine une moyenne de 8 à 10 0/0 de la quantité totale.

Nous trouvons la preuve du peu d'importance de cette double altération (d'ailleurs en grande partie remédiable par de sages précautions) dans la progression formidable des chiffres, telle qu'elle ressort du tableau ci-joint, établi par périodes décennales :

1853.	461.894	bouteilles transportées
1863.	1.502.940	(toutes sources).
1873.	2.901.643	
1883.	5.366.209	
1886.	6.282.569	
1887.	6.605.208 (1)	

L'embouteillage des eaux s'opère dans les dépendances de l'Établissement. Un soin extrème est apporté à toutes les opérations qu'elles comportent : rinçage des bouteilles, emplissage à un robinet en communication par tuyau plein avec les griffons, timbrage des bouchons, bouchage, capsulage, transport dans les magasins d'exportation.

Le bouchage est fait à la mécanique; un trait de lame de couteau affilée coupe le bouchon au niveau du col de la bouteille, et sur cette surface plane est appliquée d'après les indications de Mialhe, une légère couche de silicate de potasse recouverte immédiatement après de la capsule en étain pur, portant, gravé en relief, le nom de la source et le millésime du puisement.

Comment doit être prescrite par le médecin praticien l'eau de Vichy transportée?

Le plus souvent, on la prescrit aux repas. Cette pratique a sa raison d'être, car les sécrétions gastriques nécessaires à la digestion sont favorisées par la présence de l'eau alcaline, et l'absorption de celle-ci ne s'en exerce qu'avec plus d'activité.

C'est bien à tort, selon nous, que le malade se préoccupe de l'altération de couleur que subit le vin, quand on y mélange une certaine quantité d'eau minérale. La décomposition qu'elle paraît subir n'est qu'apparente; en fait, l'un et l'autre liquide conservent leurs propriétés respectives. Le tartrate acide de potasse (crème de tartre)

---

(1) La source la plus demandée à l'étranger est celle des Célestins (environ 2 millions e bouteilles; — vient ensuite la Grande-Grille 1.800,000 environ).

du vin, déplace avec effervescence l'acide carbonique de l'eau de Vichy, en donnant naissance à un tartrate double de potasse et de soude, qui alcalise parfaitement les sécrétions urinaires.

L'eau de Vichy transportée peut aussi se prendre à jeun, comme on le fait aux buvettes d'origine, mais il convient alors de diminuer un peu les doses.

Quelques personnes ont l'habitude de faire chauffer l'eau de la Grande-Grille et de l'Hôpital, pour la rapprocher des conditions de température des sources ; mais c'est là une pratique à rejeter, car la chaleur peut amener une certaine modification dans la minéralisation et la gazéification de l'eau originelle.

Si l'estomac du malade supporte difficilement l'impression du froid, surtout en hiver, il vaut mieux : ou placer le verre rempli d'eau de Vichy, pour quelques secondes, dans un bain-marie ; ou mélanger cette eau avec une infusion de tilleul ou de thé très léger, etc., à une température assez élevée pour tiédir l'eau minérale.

Arrivé au terme de cette trop longue notice, nous demanderons pardon à nos chers collègues de la Caravane d'avoir abusé de leur bienveillante attention, surtout en insistant sur des faits et des détails qui seront encore présents à leur mémoire ; mais nous avons pensé qu'en publiant ce volume, la Société française d'Hygiène espérait que d'autres confrères voudraient, à un moment donné, refaire cette intéressante excursion et, qu'à ce moment, ils liraient avec plaisir les modestes pages que nous venons d'écrire en l'honneur de cette station hydrothermale de Vichy dont s'enorgueillit la France, et qui n'a rien à redouter de la comparaison avec les établissements célèbres d'outre-Rhin !

D^r DE PIETRA SANTA.

NÉRIS (Allier)

Conférence faite par le Dr F. DE RANSE, médecin inspecteur adjoint des eaux de Néris.

MESSIEURS,

L'honorable Secrétaire général de la Société française d'Hygiène a pensé que, après la visite que vous venez de faire de notre établissement thermal, il ne serait pas sans intérêt pour vous d'entendre un résumé succinct des principales applications thérapeutiques de nos eaux, et c'est pour répondre à son désir que nous vous avons conviés à cette causerie, pour laquelle je réclame votre bienveillante indulgence.

Et tout d'abord laissez-moi vous dire, Messieurs, que votre agréable visite nous surprend dans une période de transition. Notre installation balnéaire que M. Rotureau citait comme un modèle en 1859, est restée depuis lors à peu près stationnaire. C'est dire qu'elle est en arrière sur celle des établissements plus récemment construits. Mais le cahier des charges accepté par le concessionnaire actuel impose à celui-ci, dans un bref délai, des améliorations dont le devis ne s'élève pas à moins de 500,000 francs. Je ne saurais entrer ici dans le détail des projets à l'étude ; il me suffira de dire que, dans les nouveaux aménagements, on tiendra compte de tous les progrès accomplis en hydrologie, et que l'établissement de Néris reprendra ainsi son rang parmi les plus complets et les mieux installés. Nous solliciterons alors, Messieurs, une seconde visite de votre part, et vous pourrez apprécier par vous-mêmes le chemin que nous aurons parcouru.

Quand on visite successivement comme vous un certain nombre de stations thermales, dans un but à la fois scientifique et pratique, on doit moins rechercher les conditions qui les rapprochent que celles qui les distinguent. Beaucoup d'entre elles ont des éléments communs ; mais elles ne sauraient être identifiées, et ce que demande avec raison le praticien, c'est d'être guidé à travers ces analogies et ces dissemblances, qui ne constituent parfois que de simples nuances. A ce point de vue, je pense, et vous serez, je l'espère, de mon avis, que l'intérêt bien compris d'une station thermale veut, non qu'on fasse une panacée universelle de ses eaux, mais qu'on en réduise le plus possible les applications, et que, au point de vue thérapeutique, comme au point de vue chimique, on en recherche et on en détermine la caractéristique. C'est ainsi que le Mont-Dore, les Eaux-Bonnes, Cauterets, éveillent tout particulièrement dans l'esprit l'idée d'affections pulmonaires, Contrexeville celle de maladies des voies urinaires, Vichy celle de maladies du foie et de l'estomac. Or, nous avons de même, Messieurs, pour Néris, une spécialisation bien nette, bien précise, bien définie : c'est celle qui concerne les maladies du système nerveux.

La pathologie de ce système semble de nos jours s'être étendue, en raison des recherches, des découvertes dont elle a été l'objet dans les vingt dernières années, en raison aussi, il faut le reconnaître, de l'aliment constant que lui apportent les secousses politiques et sociales qui tourmentent notre époque. Aussi, de toutes les clientèles d'eaux minérales, la clientèle de Néris est l'une de celles dont le recrutement paraît le mieux assuré.

Le vaste cadre de la pathologie nerveuse comprend des maladies primitives ou secondaires, s'accompagnant ou non de lésions accessibles à nos moyens d'investigation et occupant les centres ou la périphérie du système. Des cas aussi nombreux et aussi variés ne sauraient être au même degré tributaires des mêmes eaux, et il y a nécessairement des distinctions à établir.

Comme point de départ il ne faut pas oublier que l'action principale, l'action caractéristique des eaux de Néris est une action sédative, mais que cette sédation, rarement immédiate, est dans la presque universalité des cas précédée d'une période d'excitation pendant laquelle les symptômes morbides, de quelque nature qu'ils soient, éprouvent, les uns un réveil, les autres une exacerbation. La connaissance de ce fait rend compte de certaines contre-indications à l'emploi des eaux et des précautions que, dans d'autres cas, exige leur administration.

Les maladies du système nerveux central nous fournissent un premier exemple de ces contre-indications ou de ces précautions. Toute affection cérébrale récente, de nature organique, contre-indique les eaux de Néris. Plus tard, quand la lésion primitive a été suivie d'une sclérose latérale descendante de la moelle, ces eaux peuvent contribuer à atténuer les phénomènes de contracture, d'hémichorée et les douleurs qui en sont la conséquence ; mais il est juste de reconnaître que dans ces cas leur action est fort limitée.

Il en est autrement de certaines affections spinales ou cérébro-spinales primitives, entre autres d'une de ces affections les plus pénibles et les plus fréquentes : je veux parler de l'ataxie locomotrice. Ici, sous l'influence de l'action sédative de nos eaux, les douleurs fulgurantes qui exigent si souvent l'intervention de la morphine et contribuent à déprimer les malades, s'atténuent, puis disparaissent; on peut cesser l'emploi du funeste alcaloïde; le sommeil, l'appétit, les forces reviennent, l'état général s'améliore, la marche du processus morbide semble enrayée. J'ai pu suivre des ataxiques pendant 2, 3, 4, 6 ans et plus : une saison à Néris, renouvelée tous les ans, ou du moins tous les deux ans, a produit presque toujours une amélioration qui s'est maintenue.

Permettez-moi, à ce sujet, une petite digression. Il est une station qui dispute à Néris le traitement des ataxiques : j'ai nommé La Malou. La plupart des médecins adressent leurs clients tabétiques indifféremment à l'une ou à l'autre station, souvent d'après leurs relations personnelles avec les médecins de ces eaux. Elles sont loin cependant de convenir aux mêmes cas; et, comme je ne saurais ici entrer dans de longs détails, je me bornerai à dire : les eaux de La Malou, plus excitantes, plus toniques, réclament les ataxiques débilités, déprimés, ceux qui sont arrivés à la période paralytique; les eaux de Néris, plus calmantes, plus sédatives, conviennent aux cas relativement récents et à ceux dans lesquels prédominent les douleurs et l'éréthisme nerveux.

L'ataxie locomotrice est de toutes les scléroses médullaires celle dans laquelle les eaux de Néris exercent l'action la plus favorable. Encore assez marquée dans la sclérose en plaques, dans la paraplégie spasmodique, cette action est nulle ou à peu près dans la plupart des cas de sclérose des cornes antérieures, paralysie atrophique de l'enfance, atrophie musculaire progressive, etc. Les myélites diffuses *à frigore* ou d'origine traumatique sont plus souvent et plus heureusement modifiées; mais on ne saurait généraliser les résultats.

Les phénomènes d'excitation de la paralysie générale sont fréquemment amendés par les eaux de Néris; la marche de la maladie ne reçoit pas d'ailleurs de modification sensible.

Aucun de vous, Messieurs, n'ignore les récents travaux d'après lesquels un certain nombre d'accidents tabétiques, attribués à une lésion médullaire, devraient être rapportés à des névrites périphériques. Cette manière de voir pourrait expliquer l'action favorable des eaux de Néris dans des cas de tabes, car cette même action se manifeste d'une manière plus nette encore dans les cas des névrites. J'ai vu, par exemple, des névrites traumatiques du nerf sciatique, ayant amené l'atrophie et l'impotence des membres inférieurs, céder complètement à deux ou trois saisons de Néris. Parmi les névrites, celles qui sont consécutives au zona sont en général des plus rebelles ; elles ne résistent cependant pas à l'action d'une cure suffisamment prolongée et au besoin répétée.

Les névralgies sont plus promptement améliorées et guéries que les névrites. On peut dire que toutes les névralgies, depuis la névralgie sus-orbitaire jusqu'à la névralgie plantaire, en passant par tous les nerfs périphériques et les nerfs profonds des viscères (viscéralgies), sont tributaires de nos eaux. Je n'en ferai pas la longue énumération : vous en constituez vous-mêmes facilement le tableau.

A côté de ces maladies du système périphérique, je dois en mentionner quelques autres dans le traitement desquelles les eaux de Néris peuvent être utiles, tels sont : le tic douloureux, la plus rebelle de ces affections; le spasme, soit clonique (tic non douloureux), soit tonique (contracture) de certains muscles; les dyskinésies professionnelles, dont la crampe des écrivains peut servir de type.

Ces derniers cas nous amènent aux maladies du système nerveux sans lésion, à la grande classe des névroses et des névropathies pour le traitement desquelles les eaux de Néris ne le cèdent à aucune médication.

L'hystérie, sous toutes ses formes et à tous ses degrés, depuis la simple vapeur jusqu'aux troubles profonds de *l'hysteria major*, trouve dans nos bains prolongés un

moyen puissant de sédation. Il est juste de reconnaître
que, parmi les symptômes si nombreux et si variés qu'elle
présente, il en est qui sont plus promptement et plus profondément modifiés que d'autres; ce sont ceux qui expri-
ment la surexcitation plutôt que la dépression du système
nerveux, tels que névralgies, hyperesthésies, convulsions,
spasmes, contractures. Mais les phénomènes dépressifs
eux-mêmes, qui alternent très souvent avec les phénomènes d'excitation, sont heureusement influencés, et
nous voyons tous les jours disparaître, sous la simple
action des bains prolongés, des paralysies et des anesthésies
de cet ordre.

L'action de nos eaux est moins marquée dans l'épilepsie.
On observe parfois une modification favorable de *l'aura*
qui précède l'attaque, et celle-ci avorte. Les attaques
deviennent ainsi plus rares. Il semble aussi, dans d'autres
cas, que les absences, les vertiges deviennent moins
fréquents. Mais il n'en faut pas moins continuer l'usage
de la médication interne, bromurée ou autre, sous peine
de conduire le malade à une déception.

Nous sommes plus heureux avec la chorée. Il est rare,
on peut dire tout à fait exceptionnel, que cette névrose
résiste à l'action des eaux de Néris. J'ajouterai que la réalité de cette action reçoit une double démonstration,
d'abord par la disparition des mouvements choréiques
consécutivement à la cure thermale, ensuite par le retour
de ces mêmes mouvements sous l'influence des premiers
bains, quand le malade vient faire une seconde saison. Il
va sans dire que le réveil de la maladie n'est que momen-
tané et s'apaise avant la fin de la seconde cure ou dans les
premières semaines qui la suivent.

La maladie de Basedow, dans ses formes frustes souvent méconnues, comme dans son complet développement,
est encore une des névroses sur laquelle nos eaux ont le
plus d'action. Plusieurs cures successives sont le plus souvent nécessaires. Sous leur influence, les malades sentent

disparaître, en même temps que le tremblement des membres et la trépidation fibrillaire si caractéristique des
muscles, ce qu'ils appellent non sans raison leur fièvre
nerveuse, c'est-à-dire l'élévation de la température, les
palpitations, la fréquence du pouls.

Nous recevons à Néris, chaque année, un certain nombre de malades atteints de la maladie de Parkinson. Nos
eaux, pas plus que les autres médications, ne sauraient
avoir la prétention de les guérir ; elles leur apportent
cependant du soulagement en diminuant la raideur
musculaire, la chaleur, les impatiences, l'agitation qui les
tourmentent parfois à un si haut degré.

L'irritation spinale va me servir de transition entre les
névroses précédentes et d'autres états mal définis, car ils
sont essentiellement protéiformes, qu'on englobe sous le
terme vague de névropathies, de nervosisme. L'irritation
spinale, dont la pathogénie, et, pour certains auteurs, l'existence même, sont encore en discussion, est surtout caractérisée par une hyperexcitabilité du système nerveux jointe
à un sentiment profond de faiblesse. De même que
l'hystérie, dont il est quelquefois difficile de la distinguer,
elle présente les symptômes les plus variés ; de même
aussi que la grande névrose, elle nous fournit un contingent imposant de succès.

Les états névropathiques dont je viens de parler et qui
forment une partie importante de la clientèle de Néris,
échappent à toute description générale. Quelques-uns,
comme la migraine, la névropathie cérébro-cardiaque de
Krishaber, la pseudo-angine de poitrine de Huchard,
la névrose émotive connue plus particulièrement sous le
nom d'agoraphobie, etc., ont été étudiés, décrits à part et
occupent une place assez bien définie dans le cadre noso-
logique ; les autres, de beaucoup les plus nombreux,
restent dans l'indéterminé et attendent de nouvelles
recherches.

Ces différentes névropathies sont essentielles ou symp-

tomatiques. Dans ce dernier cas, elles compliquent souvent un état morbide, le plus fréquemment diathésique,
qui par lui-même ne réclame pas les eaux de Néris. C'est
ainsi que nous avons à traiter bon nombre de graveleux,
de goutteux, de diabétiques, d'herpétiques, etc., non pour
la maladie principale à laquelle nos eaux conviennent peu
ou point, mais pour des complications névropathiques
qui, par leur caractère pénible, dominent momentanément
la scène, et dont l'amélioration ou la disparition rendent
ensuite plus facile et plus efficace la véritable médication
antidiathésique.

Ailleurs, les phénomènes névropathiques sont symptomatiques, non d'un état constitutionnel, mais de la maladie d'un appareil ou d'un organe : tels sont les spasmes
si douloureux de l'urèthre ou du col vésinal qui accompagnent souvent les maladies des voies urinaires; tels
sont encore les symptômes nerveux si variés qui se montrent dans les maladies de l'appareil génital de la femme ;
ceci nous conduit à une autre classe de maladies dans le
traitement desquelles les eaux de Néris rendent chaque
jour les plus grands services.

Un très grand nombre de stations thermales revendi-
quent pour leurs eaux le traitement des affections utérines, et le praticien n'a que l'embarras du choix, embarras d'autant plus grand que les indications spéciales
à telle ou telle forme sont généralement peu connues.

Ces affections présentent à considérer, au point de vue
d'un traitement hydro-minéral, trois éléments principaux :
1° un élément diathésique ou constitutionnel; 2° un élément fluxionnaire ou congestif; 3° un élément nerveux
ou névropathique. Sans entrer dans une discussion
générale qui m'entraînerait trop loin, je dirai que les
eaux de Néris sont tout spécialement indiquées quand
l'élément nerveux ou névropathique prédomine et surtout
quand l'élément constitutionnel ne fait qu'accentuer

12

cette prédominance, comme il arrive chez les hystériques par exemple.

Les eaux de Néris répondent à une autre indication d'une haute importance. Les maladies inflammatoires de la matrice et de ses annexes présentent, après la phase aiguë, une période pendant laquelle on suspend volontiers toute médication active, sans oser recourir encore à l'intervention d'eaux résolutives mais fortement minéralisées dont on redoute avec raison l'action excitante, qui pourrait ramener les accidents aigus. On perd ainsi parfois un temps précieux. Or, les eaux de Néris, prudemment administrées, conviennent à ces cas subaigus; tout en calmant les douleurs et les autres phénomènes nerveux sympathiques ou symptomatiques, elles favorisent et hâtent la résolution des parties emflammées sans faire courir de dangers aux malades. C'est ainsi que j'ai pu, dans une circonstance, traiter avec succès un cas de phlegmasie pelvienne post-puerpérale de date récente à l'état subaigu, je pourrais presque dire à l'état aigu.

Les phlegmasies chroniques de l'appareil génital de la femme offrent souvent des poussées aiguës auxquelles s'appliquent parfaitement les considérations que je viens d'exposer.

Donc, d'une manière générale, deux conditions indiquent tout spécialement les eaux de Néris dans le traitement des maladies inflammatoires de l'utérus et de ses annexes, ce sont: d'une part, la prédominance des phénomènes douloureux ou névropathiques; d'autre part, l'état subaigu ou les poussées aiguës qui s'observent dans l'état chronique. J'ajouterai que ces données sont indépendantes du siège de la phlegmasie et trouvent leur application dans la cellulite, l'ovarite, le phlegmon des ligaments larges, la pelvi-péritonite, aussi bien que dans la métrite.

L'appareil génital de la femme est le siège de névroses qui cèdent généralement à l'action sédative des eaux de Néris; je mentionnerai les névralgies, qui s'étendent par-

fois à tous les organes du petit bassin, l'hyperesthésie vul-
vaire, le vaginisme, le prurit de la vulve qui peut conduire à la nymphomanie, la coccyodynie.

Le vaginisme, en rendant les rapprochements sexuels
impossibles ou incomplets, est une cause relativement fré
quente de stérilité. Il ne se passe pas de saison que je n'en
observe quelques cas. Cette année encore j'ai donné des
soins à une dame, mariée depuis onze ans, et qui n'avait
pu jusque-là accomplir l'acte conjugal. Elle avait refusé
de se soumettre à la dilatation forcée qu'on lui avait souvent proposée. Profitant de l'action calmante de nos eaux,
j'ai pu, par la dilatation progressive, obtenir un résultat
satisfaisant. J'ai reçu plusieurs fois, dans des circonstances
semblables, des dragées de baptême comme témoignage
du succès obtenu.

Une autre cause de stérilité réside dans l'étroitesse du
col de l'utérus qui amène en même temps de la dysmé-
norrhée. On trouve dans l'influence sédative des bains et
des irrigations vaginales, des conditions extrêmement
favorables pour obtenir une dilatation progressive qui
remédie à la fois au double trouble fonctionnel.

Les eaux de Néris, en atténuant les phénomènes inflammatoires et névropathiques qui compliquent certains états
pathologiques, permettent de même une intervention
ultérieure plus facile ou plus efficace. C'est ce qui arrive,
par exemple, pour la réduction et la contention des dépla-
cements ou des déviations de l'utérus.

J'ai cru longtemps, sur la foi des auteurs, que les tumeurs
fibreuses contre-indiquaient nos eaux. L'expérience m'a
montré, depuis plusieurs années, qu'il est loin d'en être
ainsi. Dans la grande majorité des cas, les névralgies, les
douleurs, les malaises de toutes sortes qu'entraîne la
tumeur par la compression qu'elle exerce ou l'irritation
qu'elle provoque dans son voisinage, diminuent d'une
manière sensible et les malades éprouvent un grand soulagement. Les hémorrhagies sont moins à redouter qu'on

ue pourrait le penser : je viens encore tout récemment d'observer un fait qui le démontre. Il s'agit d'une dame portant depuis plus de dix ans une tumeur fibreuse déclarée inopérable par plusieurs chirurgiens, et qui donne à son ventre le volume de celui d'une femme arrivée au terme de la grossesse. Cette dame a déjà fait à Néris plusieurs saisons dont elle s'est constamment bien trouvée. L'année dernière elle a tenté, sur mes conseils, une cure à Salies. Là des hémorrhagies sont survenues et ont rendu le traitement difficile, sinon impossible. Venue de Salies à Néris au commencement de la saison actuelle, la malade a été reprise d'hémorrhagies abondantes et rebelles qui n'ont cédé qu'au bout d'un mois et demi à des injections sous-cutanées d'ergotine. Puis, un peu timidement, je lui ai permis de prendre quelques bains ; les hémorrhagies n'ont pas reparu, et elle a pu faire sa saison habituelle dont elle retire toujours un excellent effet pour des phénomènes hystériformes, et pour une sciatique à la production de laquelle la tumeur fibreuse n'est certainement pas étrangère.

Beaucoup d'auteurs considèrent la grossesse comme une contre-indication absolue à tout traitement thermal. J'ai eu à diriger la cure de plusieurs femmes enceintes, et je n'ai pas observé d'accidents. Ceux-ci ne surviennent que lorsque la grossesse est ignorée et qu'on n'a pas pris ainsi les précautions qu'elle exige.

Je ne terminerai pas ce qui a trait aux maladies des femmes sans vous dire un mot de la durée de la cure et du moment le plus favorable pour l'inaugurer. Un préjugé des plus enracinés et contre lequel on ne saurait trop lutter, veut qu'une cure thermale ait invariablement une durée de vingt et un jours. Comme c'est à peu près l'intervalle de temps qui sépare deux époques menstruelles, beaucoup de femmes. parfois même sur le conseil de leur médecin, arrivent aux eaux à la fin d'une époque, avec l'espoir de terminer leur saison avant l'époque suivante. Or qu'il y ait une avance, ce qui est fréquent, ou que la malade soit obligée, pendant la cure, de prendre quelques jours de repos, ce qui est parfois nécessaire, les règles reparaissent après le dix-huitième ou le dix-neuvième bain. Attendre qu'elles aient cessé pour reprendre deux ou trois bains paraît une nécessité trop dure, et la malade quitte les eaux après une saison insuffisante, voyage en pleine période menstruelle, se fatigue, s'expose à de graves accidents et compromet ainsi en grande partie le résultat de la cure.

Je ne cesse de répéter aux malades que le moment opportun pour venir aux eaux est juste le milieu de la période intermenstruelle; elles ont ainsi de 10 à 15 bains à prendre avant l'apparition des règles; elles se reposent pendant l'époque et peuvent prendre ensuite une série de bains dont le nombre est en rapport avec leur état et l'effet produit. Elles partent alors avec tout le bénéfice de la sédation qu'elles sont venues chercher.

Le traitement hydro-minéral des maladies que je viens de passer en revue, repose essentiellement sur les propriétés sédatives de nos eaux. Leur haute thermalité est la source d'indications nouvelles et les signale au premier chef pour le traitement des maladies rhumatismales. Mais la thermalité, commune à tant d'eaux minérales, ne saurait impliquer que les unes et les autres conviennent indifféremment à tous les cas, à toutes les modalités du rhumatisme : chaque eau thermale, outre sa température, doit à sa composition et à sa constitution chimique, des propriétés spéciales qui différencient son action de celle des autres. C'est ainsi que, en vertu de leurs propriétés sédatives, les eaux de Néris peuvent être employées avec avantage, dans le traitement du rhumatisme, contre des accidents aigus ou subaigus, pour lesquels il serait dangereux de recourir à des eaux plus fortement minéralisées, plus excitantes. Permettez-moi d'insister sur ce point, car il a un intérêt pratique considérable, en montrant la possibilité et l'utilité de ce que j'ai appelé les *cures précoces* ou *hâtives*.

Il y a quelques années, je recevais un malade qui avait eu six semaines auparavant une attaque de rhumatisme articulaire aigu, avec des complications cérébrales et cardiaques qui l'avaient conduit à deux doigts du tombeau. Redoutant pour l'hiver une nouvelle attaque, son médecin, malgré la date récente des accidents, avait jugé à propos de me l'adresser, en insistant vivement pour qu'il fît une cure. Il va sans dire que je dirigeai le traitement avec la plus grande prudence. Je dus le suspendre pendant quelques jours pour enrayer quelques symptômes d'endo-péricardite qui menaçaient de se reproduire, mais il n'en fut pas moins mené à bonne fin. Le malade fit une autre saison l'année suivante : l'hiver avait été excellent.

Il y a deux ans, un de nos confrères de Paris m'adresse une jeune fille à la période terminale d'une attaque de rhumatisme articulaire aigu compliqué d'endocardite. Il y a encore de la fièvre ; plusieurs articulations sont restées douloureuses. Le médecin a eu en quelque sorte la main forcée en envoyant si tôt aux eaux cette jeune malade et il s'en excuse, prévoyant les difficultés que je pourrais rencontrer. Ici encore j'ai dû interrompre le traitement pour parer au réveil des accidents cardiaques ; mais ils ont cédé rapidement, et la malade a pu terminer sans encombre une cure qu'elle a renouvelée l'année suivante et dont elle apprécie encore l'heureux résultat.

Ces faits, rapprochés de ce que j'ai dit plus haut à propos des phlegmasies subaiguës de l'appareil génital, montrent que les eaux de Néris permettent d'instituer avec les plus grands avantages un traitement hydro-minéral à une période relativement peu avancée de certaines maladies, alors que les accidents aigus ne sont pas complètement passés et qu'on a jugé prudent de suspendre l'emploi des agents de la matière médicale.

J'ajouterai, pour terminer ce qui a trait aux affections rhumatismales, que toutes les formes du rhumatisme musculaire ou articulaire, aigu ou chronique, depuis la simple myodynie, jusqu'au rhumatisme noueux le plus invétéré, sont à des degrés divers tributaires des eaux de Néris. Les résultats sont d'autant meilleurs que le rhumatisme est plus récent, plus mobile, et qu'il ne se rattache à aucune autre diathèse que la disposition générale arthritique.

Nous soignons avec avantage à Néris quelques dermatoses, dans l'évolution desquelles l'état névropathique des malades peut jouer un certain rôle. Nous enregistrons aussi des succès dans le traitement de certaines affections chirurgicales, plaies, ulcères, brûlures, suites de traumatismes divers (contusions, luxations, fractures, etc.). Je ne cite ces faits que pour mémoire et ne m'y arrête pas. Fidèle à ce que je disais au commencement, je désire restreindre le plus possible le champ d'action de nos eaux et laisser ainsi dans votre esprit des notions simples, nettes, précises. Je résumerai donc et terminerai cette causerie en vous rappelant que les eaux de Néris sont spécialement indiquées dans trois grandes classes de maladies:

1º Les maladies du système nerveux;

2º Les maladies des femmes;

3º Les maladies rhumatismales.

Et s'il fallait vous présenter sous une forme encore plus synthétique les indications générales de ces eaux, je vous dirais: tout état morbide dans lequel l'élément prédominant peut recevoir la désinence *algie* ou *pathie*, doit faire penser à Néris.

Dʳ F. DE RANSE.

CHATEAUNEUF-LES-BAINS (Puy-de-Dome.)

Conférence faite par le Dr Boudet, médecin-inspecteur.

Avant de vous donner quelques rapides explications sur les eaux minérales de Châteauneuf et leurs principales qualités thérapeutiques, permettez-moi, Messieurs et chers collègues, de vous remercier de votre bonne visite, et de remercier en même temps les membres de la Société médicale de Gannat qui ont toujours porté le plus vif intérêt à Châteauneuf, notamment M. le Dr Fabre son président, M. le Dr Desfilhes, M. Pannetier, pharmacien, qui ont bien voulu se joindre à votre excursion.

SITUATION, CLIMAT, ALTITUDE. — Châteauneuf, comme vous le voyez, est situé au milieu d'une vallée profonde, à l'abri des vents violents, et garanti contre les brusques changements de température. Nous ne sommes ici du reste qu'à 282 mètres environ d'altitude; aussi le climat est il généralement très doux même en hiver. C'est cette admirable situation qui avait donné autrefois l'idée de fonder ici un asile pour les convalescents militaires du centre de la France. Châteauneuf d'ailleurs est l'une des plus anciennes stations de France; et, malgré son installation des plus rudimentaires, elle était jadis fréquentée par une clientèle nombreuse, alors que d'autres stations aujourd'hui très florissantes étaient à peine connues. L'histoire de ses succès d'autrefois tient vraiment de la légende.

Rhumatisants, goutteux s'y rendaient en foule de tous les points du Puy-de-Dôme et des départements voisins, et pourtant, à cette époque, il fallait un vrai courage pour affronter les dangers d'une route à peu près impraticable, braver les ennuis d'une installation des plus primitives, mais on avait la foi et les difficultés elles-mêmes du voyage semblaient comme un attrait merveilleux à ajouter aux douces espérances de la guérison. Aujourd'hui encore Châteauneuf a conservé sa vieille et bonne renommée.

SOURCES DIVERSES. —ÉTABLISSEMENTS DIVERS. — Ces eaux de Châteauneuf sont toutes disséminées le long de la Sioule. Elles forment trois groupes principaux. 1° Le groupe *Chambon* avec les buvettes : Morny-Châteauneuf et Chambon-Lagarenne ; 2° le groupe des *Bordas* avec les établissements balnéaires du Petit-Rocher et de la Rotonde ; 3° le groupe des *Méritis* où nous sommes en ce moment-ci avec les établissements des Grands-Bains.

DÉBIT TOTAL DES SOURCES. — Le volume des eaux qui alimente ces divers établissements est considérable. Ce débit est, d'après M. Jacquot, inspecteur général des mines, d'environ 480 litres à la minute, soit près de 10,000 hectolitres en 24 heures. Je ne vous ferai pas, messieurs, la description de ces divers établissements que vous allez d'ailleurs visiter. J'ai hâte d'arriver à la partie chimique et thérapeutique de cette modeste causerie.

NATURE DES EAUX MINÉRALES. — Les eaux de Châteauneuf sont des *eaux bicarbonatées sodiques mixtes.* — Elles contiennent à peu près 4 à 5 grammes d'agrégat minéral par litre en moyenne. *Le bicarbonate de soude* y entre pour 1 gr. 1/2 à 2 grammes. Il y est associé dans les plus heureuses proportions à des sels de *potasse,* de *chaux,* de *magnésie,* de *fer,* de *lithine.*

Le *bicarbonate de protoxyde de fer*, d'après M. Lefort, s'y

trouve par exemple à la dose de 0^{gr},03 à 0^{gr},04 centigrammes par litre. C'est là une dose très notable et à peine
dépassée par certaines eaux ferrugineuses très en vogue.
Je ferai de plus remarquer que cette quantité de fer se
retrouve jusque dans nos eaux chaudes, ce qui est exces-
cessivement rare ; car vous savez que d'ordinaire les eaux
véritablement ferrugineuses sont froides.

Quant à la *lithine* elle a été trouvée à la dose moyenne
de 0,035 milligrammes par litre. C'est encore là une dose
considérable qu'on ne rencontre nulle part dans les eaux
d'Europe.

Enfin les eaux de Châteauneuf contiennent une grande
quantité d'*acide carbonique libre,* ce qui en fait des eaux
de table infiniment précieuses.

Températures diverses. — Si après ce rapide coup
d'œil sur la composition, nous passons aux températures,
nous découvrons ici une gamme dans la thermalité des
plus variées. Ainsi nous avons ici des bains à 28°, 30°,
33°, 35°, 38°, des buvettes à 12°, 16°, 19°, 25°, 30° degrés.
Je n'ai pas besoin de vous faire remarquer, Messieurs,
combien cette diversité est précieuse pour varier le traitement lui-même et l'adapter aux nombreuses nuances
individuelles. Cette remarquable composition des eaux de
Châteauneuf, que Gubler comparait à celle du *sérum san-
guinis*, et qui lui faisait dire qu'elles étaient comme une
sorte de *lymphe minérale,* vous fait déjà pressentir quelles
vont être ses propriétés thérapeutiques. Non pas que je
veuille insinuer par là qu'il faille toujours déduire les vertus médicales de la composition chimique ; non, là n'est
pas ma pensée, je veux simplement dire que la composition chimique est la première donnée, la première
indication capable de mettre sur la voie ; et je me hâte
d'ajouter que l'expérience seule est le juge souverain qui
prononce en dernier ressort. — Ici, à Châteauneuf, l'expérience clinique a parfaitement répondu aux promesses

de l'analyse. Les eaux de Châteauneuf avec leur bicarbonate de soude, leurs sels neutres, leur fer, leur acide carbonique libre, devaient être des eaux *digestives et reconstituantes*. Elles le sont en effet et à un degré remarquable.

PROPRIÉTÉS THÉRAPEUTIQUES GÉNÉRALES. — EAUX DIGESTIVES ET RECONSTITUANTES. — Elles réussissent d'une façon marquée chez les *anémiques*, les *dyspeptiques* et en général chez les *débilités* de toutes sortes. Et cela, non pas à la façon des eaux arsénicales, ou des chlorurées fortes qui souvent impriment comme un vigoureux coup de fouet à l'organisme ; mais au contraire par une action douce, lente, sans secousse, sans réaction violente, comme par insinuation, si je puis m'exprimer ainsi. Nos malades en effet ont rarement la fièvre thermale, et quand celle-ci se produit, elle n'est que la révolte de l'organisme contre les doses intempestives et répétées coup sur coup. Quant à l'hydrémie dont on a tant accusé les alcalins, elle est ici très rare, et je crois qu'elle n'a guère de chance de se produire avec les bicarbonates mixtes ferrugineuses, si on sait les administrer prudemment et avec méthode.

Affirmer que nos eaux sont reconstituantes et digestives, c'est ajouter implicitement que les troubles nerveux qui relèvent de l'anémie, de la dyspepsie, d'un état de débilitation plus ou moins avancé, doivent trouver ici des ressources sérieuses (*sanguis moderator nervorum*, comme disaient les Anciens). Les *névropathiques* en effet se trouvent généralement très bien d'une cure à Châteauneuf ; et dans cet ordre d'idées, permettez-moi de vous citer la *dyspepsie flatulente* qui se rattache si souvent à un état névropathique indiscutable — (J'ai dans mes notes plusieurs observations très concluantes à ce sujet). — Je pourrais encore citer certaines *métrites rebelles* qui, elles aussi, s'accompagnent de troubles nerveux manifestes, et qui sont heureusement amendées par nos piscines à eau courante, aidées de l'eau en boisson.

Le Rhumatisme. — J'arrive maintenant au caractère thérapeutique vraiment remarquable, étonnant même, des eaux de Châteauneuf, je veux dire leur efficacité si singulière dans le traitement du rhumatisme. C'est même cette efficacité incontestable, et incontestée, qui les a sauvées de l'oubli. Certes, me direz-vous, c'est là une propriété bien banale et on traite le rhumatisme un peu partout dans les stations thermales; cela est vrai, parce que le rhumatisme vient se greffer sur bien des tempéraments divers, et que s'il faut traiter la maladie, il faut aussi tenir compte de la nature du malade. De là, la présence des rhumatisants dans toutes les stations où d'ailleurs on obtient toujours plus ou moins de résultats par la thermalité, les douches, le massage, les révulsions quelconques en dehors de la nature propre des Eaux. Toutefois, je ne crois pas que nulle part on ait eu du succès comme à Châteauneuf. Effectivement, si le rhumatisme est un peu ancien, s'il y a anémie, destruction partielle des globules sanguins; vous penserez comme moi, que, dans ces cas, la thermalité, les douches ne peuvent suffire et qu'il faut de toute nécessité modifier l'état du sang, restaurer le malade, en un mot s'adresser à des eaux vraiment reconstituantes ; c'est justement le cas de Châteauneuf.

Arthrite, *goutte atonique*. — A côté du rhumatisme, viennent se ranger comme tributaires de Châteauneuf, la *goutte (surtout la goutte atonique)* et généralement toutes les manifestations de l'*arthritis*. Quelques-uns d'entre vous rejettent peut-être l'arthrite et se refusent à admettre que le rhumatisme, la goutte et certaines dermatoses concomitantes soient la conséquence d'un même principe. Loin de moi la prétention de résoudre dans une question qui a compté des partisans comme Chomel, Grisolle, Pidoux, Bazin ou des adversaires, tels que Tardieu, Hardy, Monneret, Durand-Fardel; j'avouerai néanmoins que si l'arthrite n'est qu'une ingénieuse hypothèse, elle est du moins bien séduisante; et qu'ici l'observation clinique a paru bien souvent lui donner raison. Qui de vous d'ailleurs n'a rencontré des rhumatismes mixtes indéterminés, décorés du nom de *Rhumatismes goutteux*, parce qu'ils paraissent tenir à la fois et de la goutte et du rhumatisme?

Quoi qu'il en soit, si Châteauneuf réclame les goutteux, je me hâte d'ajouter qu'il ne peut s'agir ici que de la *goutte atonique, surtout de la goutte des dyspeptiques et des débilités.*

Si le goutteux est jeune, pléthorique, si ses accès sont nettement, franchement inflammatoires, il faut l'adresser à des eaux alcalines fortes peu ou point ferrugineuses, qui pourront diminuer la fréquence des accès. Si au contraire le goutteux est affaibli, anémique, dyspeptique, si ses crises sont peu douloureuses, s'il y a plutôt chez lui souffrance générale du côté des organes profonds, il faut donner la préférence à des eaux alcalines moins fortes, mais plus ferrugineuses, plus digestives et partant plus reconstituantes.

C'est précisément là le cas de Châteauneuf.

En résumé, je ne réclame ici que les goutteux chez lesquels il faut pour ainsi dire s'occuper tout autant des voies digestives et de l'état général, que de la goutte elle-même.

Maintenant, Messieurs, dans cette efficacité des eaux de Châteauneuf dans l'arthrite, quelle part faut-il attribuer à l'énorme dose de lithine qu'elles renferment? Faut-il admettre avec Gurrod que la lithine a le pouvoir de dissoudre les urates de soude du sang des goutteux. Comme à mon humble avis, l'action de la lithine dans l'organisme n'est pas encore déterminée avec précision, j'aime mieux penser que les eaux de Châteauneuf (comme d'ailleurs toutes les eaux minérales) n'agissent que par l'ensemble de leurs éléments, que chacun de leurs principes est solidaire l'un de l'autre, et que ce n'est que de cet ensemble précisément que résulte leur vertu thérapeutique.

Résumé thérapeutique. — Ainsi les eaux de Châteauneuf sont des eaux *digestives et reconstituantes*, et de la constatation de ce fait, il est facile de déduire quelles affections multiples sont susceptibles d'être traitées avec quelque succès. Maintenant, à côté de cette vertu reconstituante ou mieux à cause sans doute de cette vertu reconstituante, elles possèdent une efficacité réelle dans la *goutte atonique* et surtout dans le *rhumatisme*, voilà leur principale spécialisation.

Moyens thérapeutiques. — Il me reste actuellement à vous indiquer sommairement nos moyens, car malgré nos splendides richesses minérales nous sommes assez pauvres en procédés thérapeutiques.

Traitement externe. — Nous possédons dans l'établissement des baignoires et des piscines. Mais la piscine est le mode balnéaire le plus employé. C'est du reste le meilleur très certainement.

La piscine est installée sur la source elle-même, reçoit de l'eau minérale à l'état natif pour ainsi dire, telle que la fournit le grand laboratoire de la Nature.

Je n'aborderai pas la théorie très contestée de Scoutetten sur les phénomènes électriques qui se produisent dans les eaux minérales à leur point d'émergence ; j'aime mieux vous rappeler que nos humbles piscines sont fort nombreuses, toutes à eau courante et à température variée.

A côté des piscines, se trouvent des douches (descendantes ou latérales) alimentées par des tuyaux qui viennent puiser l'eau au fond même de la source. Enfin, nous possédons un petit établissement hydrothérapique avec grande douche, douche minérale, douche froide, douche chaude, serpentin, etc.

Procédés balnéaires. — Les bains chauds et les bains tempérés varient à Châteauneuf entre une demi-heure et une heure et demie (durée maximum). Ils sont en général très bien supportés, surtout les premiers jours, et accompagnés d'une sensation de bien-être.

Plus tard surviennent un peu de fatigue, de la courbature et parfois le réveil des douleurs chez les rhumatisants, mais ce symptôme lui-même est de bon augure pour l'issue finale du traitement.

Les bains frais ont en général une durée de 10 à 30 minutes. Ils sont presque toujours suivis d'un picotement à la peau et d'une vive réaction chaude qui persiste quelquefois pendant plusieurs heures. Les bains frais sont ici d'un usage très répandu.

TRAITEMENT INTERNE. — Au traitement externe par les bains, les douches, l'hydrothérapie, vient s'ajouter le traitement interne de l'eau minérale en boisson ; et, à mon avis, Messieurs. ce n'est pas la partie la moins importante du traitement. Le caractère digestif et reconstituant des eaux de Châteauneuf l'explique d'ailleurs suffisamment.

Je fais d'ordinaire commencer par un demi-verre aux sources tièdes, quelques instants avant les principaux repas, pour monter progressivement jusqu'à la dose de trois à quatre verres environ. C'est la limite extrême.

Enfin pour clore le bilan de nos richesses hydriatiques, nous possédons quatre ou cinq fontaines employées comme eaux de table. Toutes sont plus ou moins gazeuzes, très légères, d'un goût agréable, aussi sont-elles déjà très estimées et l'objet d'un commerce important.

Malgré la brièveté des explications et des renseignements que je viens de vous donner sur Châteauneuf, je m'estimerai très heureux, Messieurs et chers Collègues, si elles ont pu vous donner une idée précise de cette intéressante station, qui, par son climat tempéré, son splendide paysage, l'abondance de ses eaux et leur très réelle valeur thérapeutique, mérite, à coup sûr, d'attirer l'attention du corps médical, et présente pour l'avenir de sérieux éléments de succès.

Dr BOUDET,
Médecin-inspecteur

Notice historique sur Châteauneuf, par M. PANNETIER.

MESSIEURS,

Avant de visiter cette station que vous avez bien voulu honorer de votre présence, permettez-moi de vous dire ce qu'elle était dans le passé. Vous pourrez juger alors de l'importance des efforts et des sacrifices que les propriétaires ont dû faire pour la rendre agréable aux baigneurs, et la mettre à la hauteur des progrès de l'hydrologie moderne.

De temps immémorial la population de cette contrée n'avait d'autres ressources pour subvenir aux besoins de son existence, que la pêche, le blanchiment des toiles et le foulage d'étoffes grossières dont se vêtissaient nos ancêtres d'alors.

Le pays se prêtait admirablement à ce genre d'industrie; une rivière très poissonneuse aux eaux limpides traverse cette vallée formée par les pentes adoucies de montagnes que des piétons seuls et des mulets, aux pieds sûrs, pouvaient franchir.

Dans les contrées environnantes, jusqu'au cœur de la Marche, on se livrait à la fabrication, sur une grande échelle, des toiles et étoffes; mais malheureusement cette industrie dût bientôt disparaître devant la concurrence des fabriques du Nord, secondée par la création des grandes voies de communication qui sillonnent la France.

Ce sont des intrépides montagnards allant chercher au loin les matières premières et les produits de leur industrie qui ont fait connaître les propriétés des eaux qui sourdaient autour d'eux.

Sujets aux infirmités inhérentes à leurs professions, ils eurent recours à leurs vertus thérapeutiques pour se soulager, et rencontrant parmi leurs amis ou connaissances des affections similaires, ils ne manquèrent pas de leur faire connaître les moyens qu'ils avaient employés eux-mêmes pour s'en débarrasser.

Ainsi s'explique cette migration des populations environnantes du Bourbonnais et de la Marche, vers cette station, continuée à travers les temps malgré les difficultés de voies de communication.

Les premières installations balnéaires étaient d'une simplicité toute primitive ; c'étaient de petits corps de bâtiments couverts de chaume, au milieu desquels se trouvait une pièce d'eau décorée du nom de piscine, divisée en deux parties par une cloison en bois, où femmes et hommes se baignaient séparément. Cet état de choses s'est maintenu jusqu'en l'année 1848, époque à laquelle le Dr Dujardin-Baumetz, père et oncle des deux médecins qui portent aujour l'hui ce nom si honorable, fut nommé Préfet du département du Puy-de-Dôme, avec mission de réparer les injustices de ses prédécesseurs, en donnant satisfaction aux justes revendications du pays. Cet intelligent administrateur frappé de l'état déplorable des voies de communication. fit exécuter, malgré des difficultés insurmontables, cette belle route qui relie le chef-lieu de l'arrondissement de Riom avec la Creuse. C'est à ce moment que, sur les ruines de ce qu'on appelait les Bains, commencèrent à s'ériger ces établissements que vous voyez aujourd'hui devant vous. Le nombre des baigneurs s'est accru progressivement d'année en année et la réputation des eaux de Châteauneuf n'est plus restée enfermée dans un cercle restreint.

De toutes les parties de la France, de l'Algérie et même de l'étranger, on vient actuellement invoquer le secours de ces eaux bienfaisantes. Quant à l'exportation des diverses sources (eaux minérales médicinales ou de table) elle a pris un si grand développement sur tout le territoire, qu'elle a dépassé en 1886 le chiffre de deux millions de bouteilles.

Si tous ces heureux résultats ont pû être obtenus par les seuls efforts de l'initiative privée, quelle utile transformation et quels sérieux avantages ne pourrait pas réaliser l'association sage et intelligente qui réunirait en un seul faisceau, toutes les belles sources de la vallée de Châteauneuf-les-Bains !

PANNETIER.

CHATEL-GUYON (Puy-de-Dôme).

Causerie-conférence du Dr Baraduc, *médecin-inspecteur.*

Les Eaux de Châtel-Guyon sont chaudes, leur température varie de 28° à 37°.

Elles sont fortement gazeuses, chlorurées, sodiques et magnésiennes, bicarbonatées mixtes et très ferrugineuses (environ 6 centigrammes de carbonate de fer par litre) ; elles sont lithinées (0.025 de chlorure de lithium par litre).

Elles sont spécialement caractérisées par la présence dans leur constitution chimique d'une quantité considérable de chlorure de magnésium, 1^{gr},60 environ par litre. Le dosage donne le chlorure de magnésium anhydre, ce qui représente cinq ou six grammes du même sel cristallisé, forme sous laquelle il est employé en pharmacie.

M. Laborde, par une série d'expériences faites au laboratoire de physiologie de l'Ecole pratique, a déterminé l'action physiologique du chlorure de magnésium dans l'économie. Certe action est identique à celle du chlorure de sodium, mais beaucoup plus puissante ; elle s'exerce spécialement sur les fibres lisses musculaires. Au contact du chlorure de magnésium les fibres se contractent énergiquement.

Les muscles de la vie organique sont formés de fibres lisses ; telles sont les tuniques musculaires de l'estomac, de l'intestin, des organes génitaux-urinaires, des conduits excréteurs. On les trouve encore dans la tunique muscu-

laire des vaisseaux, veines et artères, autour des culs-de-
sac glandulaires des follicules et des glandes en grappe, à
la face profonde de la muqueuse vaginale de l'utérus, de
la conjonction de la trachée dans le parenchyme du poumon au-dessous du derme.

Le champ d'action du chlorure de magnésium et des
eaux qui en contiennent en quantité notable, est donc très
vaste et les résultats qu'on peut obtenir de l'emploi judicieux de ce médicament très considérables.

Il faut recourir aux eaux de Châtel-Guyon toutes les
fois : 1° qu'il est nécessaire de stimuler la circulation générale et principalement la circulation capillaire, c'est ainsi
qu'elles sont d'une manière générale décongestionnantes
et qu'elles luttent victorieusement contre la tendance aux
stares sanguines, contre les congestions passives des
organes et particulièrement du foie et de l'utérus; 2° elles
sont non moins indiquées dans l'atonie du tube digestif
et de ses annexes, dans les états chroniques de l'estomac
ou de l'intestin, avec dilatation des organes et distension
de leur tunique musculaire ; 3° dans la diathèse vari-
queuse ; 4° toutes les fois qu'il faut augmenter des sécrétions insuffisantes, comme les sécrétions du tube digestif du
foie, du pancréas ou la sécrétion urinaire; 5° utilisées en
bains, douches, etc., elles stimulent énergiquement les
fonctions de la peau.

Cette eau minérale est encore employée très utilement
pour le lavage de l'estomac dans la dyspepsie atonique,
le catharre stomacal, la dilatation, l'ulcère simple. Il existe
à Châtel-Guyon, pour les lavages de l'estomac, une installation spéciale; l'eau arrive sans avoir subi le contact de l'air
avec toutes ses températures, tout son gaz et toute sa minéralisation; cette opération est pratiquée avec des tubes à
double courant du Dr Audhouy que j'ai modifiés et qui
présentent des avantages considérables sur tous les autres
systèmes. Avec ce procédé, en effet, il n'est pas nécessaire
de remplir l'estomac pour pratiquer le lavage; l'opérateur

est maître de la quantité d'eau qu'il veut introduire, et cela est d'une grande importance, car si l'on est obligé de remplir un estomac déjà dilaté qui se laisse facilement distendre, le poids et le volume de l'eau sont tels que, loin de combattre la dilatation, on risque de la produire ou de l'augmenter. Ce n'est pas là le seul avantage du tube à double courant, il serait trop long de les énumérer tous.

Les bains de Châtel-Guyon sont donnés à courant continu avec l'eau telle qu'elle vient de la source sans séjour préalable dans aucun réservoir ; l'eau arrive ainsi dans la baignoire vacante avec toute sa température, toute sa minéralisation, tout son gaz et se renouvelle constamment pendant toute la durée du bain dont la température est toujours uniforme.

Ces bains qu'on peut donner à des températures différentes variant de 28° à 34°, grâce aux nombreuses sources de la station, agissent énergiquement sur la peau qu'ils rougissent en quelques minutes, non par la chaleur, mais par la minéralisation.

Il existe encore à Châtel-Guyon une installation complète de douches froides et chaudes.

Tous ces services sont réunis dans deux établissements qui ne laissent rien à désirer, sous le rapport du luxe et du confortable moderne.

Une source qui porte le nom de notre regretté maître Gübler, est spécialement aménagée pour l'exportation ; rien n'a été négligé pour obtenir un embouteillage parfait. L'eau ainsi exportée conserve en effet ses propriétés et peut être utilisée très avantageusement loin de la station.

Voici ses principales indications : Dyspepsie atonique, catarrhe de l'estomac, dilatation, entérite chronique, constipation habituelle, arthritisme, congestions passives du foie, de l'utérus et des ovaires, ovarite, lithiase biliaire, gravelle urique, etc.

Origine des sources,

Châtel-Guyon est situé sur les confins de la vallée de l'Allier appelée Limagne, à cinq kilomètres de Riom, au nord-ouest de cette ville.

Les sources sortent par des fissures du massif granitique, le long de la vallée du Sardon, parallèlement à certaines portions de la vallée de la Sioule et à la direction des bassins houillers qui traversent le plateau central.

Ces fissures remontent à une époque très éloignée et contemporaine des anciennes dislocations du plateau central. Ainsi que M. Caméré, ingénieur en chef des mines l'a fait remarquer, elles ont la même direction que la grande faille terminale du bassin miocène de la Limagne et de la falaise granitique de Volvic à Combrande.

Cette faille traverse la vallée du Sardon au pied du village de Châtel-Guyon. En amenant les couches marneuses du miocène au contact de la paroi de la masse granitique, elle a formé le long de cette paroi un barrage étanche.

Dans ces conditions géologiques, voici comment l'eau minérale se forme et comment elle revient à la surface :

L'eau qui tombe sur toute la surface porphyrique ou granitique, s'infiltrant à travers des terrains autrefois volcaniques, se chauffe et se sature de gaz acide carbonique ; elle descend ainsi par la déclivité de la vallée du Sardon jusqu'à ce qu'elle rencontre le barrage étanche formé de masses argileuses, de calcaires marneux, de bancs d'arkose, etc. Là, elle s'arrête et trouve ses éléments de minéralisation ; une forte pression se produit par accumulation de gaz et l'eau minéralisée, saturée de gaz, dans l'impossibilité de franchir le barrage étanche, remonte le long de la vallée par toutes les issues qu'elle rencontre et vient sortir à la surface du terrain granitique, dans des conditions différentes de température et de volume, suivant la longueur du chemin parcouru et l'état des fissures qu'elle suit.

Nous pouvons donc conclure avec M. l'ingénieur Caméré :

1° Que les eaux de Châtel-Guyon sont alimentées par les eaux d'infiltration du massif granitique qu'arrête et fait jaillir à la façon artésienne, par les filons de la roche, le barrage miocène qui accompagne la faille terminale de ce massif;

2° Qu'elles doivent leur minéralisation aux matières fournies par les terrains qu'elles traversent ou par les masses argileuses, calcaires, marneuses ou bancs d'arkose, qui les arrêtent, ainsi qu'aux émanations volcaniques se faisant jour par cette faille, à travers les fissures de ces terrains qui sont imprégnés de gaz.

L'abondance du gaz est telle que dans la partie granitique du mamelon sur lequel est construit Châtel-Guyon, il est impossible d'y construire une cave et qu'il a fallu les creuser toutes dans la partie myocène de ce mamelon.

Dr Baraduc,
Médecin-inspecteur.

ROYAT (Puy-de-Dome).

Conférence faite par M. le Dr Boucomont,
médecin inspecteur.

Messieurs,

Vous êtes depuis hier en Auvergne, vous avez déjà visité les stations de Châteauneuf et de Chatel-Guyon, placées en sentinelles avancées de ces sources nombreuses qu'abritent les hautes montagnes d'Auvergne. Royat est la première assise de ces monts Dômes et de ces nombreux cratères qui ont couvert notre sol de leurs débris. Aussi, avant de pénétrer plus avant dans ces régions bouleversées par les volcans, permettez-moi de vous dire un mot des sources qui ont surgi des retraits de leur lave et des dislocations de leur base.

Comparant les eaux d'Auvergne aux eaux des Pyrénées, les praticiens, que leurs occupations privent de l'étude sérieuse de l'hydrologie, ont considéré pendant longtemps ces différentes stations échelonnées sur le versant de nos montagnes, comme ayant une minéralisation presque identique, et les ont souvent prescrites indifféremment, suivant le désir de leurs malades. Nous avons cru devoir réagir contre une confusion que n'avaient pu faire cesser les écrits pleins d'érudition de MM. Nivet et Lecoq, nos prédécesseurs. Notre traité des eaux minérales d'Auvergne a démontré que chacune de nos stations avait une spécificité thérapeutique qui lui était propre, et que les sources, même les plus voisines, ne devaient pas être regardées comme des doublures les unes des autres.

C'est ainsi, par exemple, que le Mont-Dore et La Bourboule situés à peine à 2 kilomètres l'un de l'autre, et possédant des eaux dont la haute température indique une origine commune, présentent, au point de vue de la minéralisation, une différence énorme : le Mont-Dore ayant avec Chaudesaigues la plus haute thermalité et la plus faible minéralisation d'Auvergne (2 grammes et 1 gramme). La Bourboule avec la même thermalité possédant au contraire 6 gr. 65 de sel par litre. Les eaux du Mont-Dore comme celles de Chaudesaigues surgissent en effet du sol à travers des failles de granit qui leur permettent de ne rencontrer aucun sel sur leur parcours, tandis que celles de la Bourboule, grâce à la direction plus oblique de leur filon, empruntent aux couches superficielles du sol des éléments nouveaux dont elles enrichissent leur minéralisation.

Les eaux minérales d'Auvergne sont toutes plus ou moins chlorurées, alcalines. C'est le caractère distinctif des nombreuses sources qui s'échappent des terrains volcaniques ; mais ces éléments s'y rencontrent dans des proportions si différentes, qu'avec les sels nouveaux qui les accompagnent, elles donnent lieu aux combinaisons les plus variées. Grâce à cette minéralisation assez complexe, nos principales stations d'Auvergne répondent à des indications nombreuses. Tous nos efforts ont tendu à restreindre plutôt qu'à étendre leurs applications thérapeutiques, afin de mieux faire ressortir les indications fondamentales de chacune d'elles.

La spécificité thérapeutique de plusieurs de nos stations s'est souvent trouvée d'accord avec les données fournies par leur minéralisation, mais l'hydrologie présente à ce sujet trop d'exceptions pour ne pas reconnaître à l'observation seule le droit de fournir les indications de chacune d'elles.

Les eaux de Royat fort appréciées des Romains, comme

le témoignent les ruines imposantes qui nous entourent, avaient été peu à peu délaissées et ne servaient plus qu'à modifier l'état catarrhal des citadins de Clermont, les douleurs rhumatismales des habitants de ces rudes contrées, l'anémie qui se glisse dans la demeure du riche comme dans le réduit du pauvre, quand, sur les instances de mon vénéré maître le Dr Allard, Bazin vint les expérimenter. Elles furent bientôt reconnues par le chef d'école de Saint-Louis comme les plus propres à combattre l'arthritisme dans ses diverses manifestations, et, grâce à ses indications, contrôlées plus tard par ses imitateurs et ses élèves, la spécificité complexe de ces eaux fut établie: Royat fut reconnue la station anti-arthritique par excellence. Voilà plus de vingt ans que l'expérience a démontré que les sujets qui se trouvaient le mieux de leur séjour à Royat étaient les arthritiques; que les manifestations de cette diathèse se portassent sur la peau, le tube digestif ou les voies respiratoires, elles étaient toujours sinon guéries, du moins notablement amendées (1).

La théorie chimique ne justifiait guère alors nos succès; mais les recherches de Truchot ayant démontré la présence du chlorure de lithine en assez haute dose, pour en faire, à une exception près, les eaux les plus lithinées de France, on n'a pas manqué de reporter sur l'alcali fa-

---

(1) Bazin divisait en trois classes les arthritides, ces manifestations cutanées diverses qui répondent pour ainsi dire à la jeunesse, à l'âge mûr et à la vieillesse de la diathèse arthritique.

La première est composée d'affections passagères à caractère subaigu (l'urticaire, l'herpès) qui guérissent sans l'intervention d'une cure thermale.

La deuxième présente, dans ses caractères les plus tranchés, les altérations cutanées de la diathèse arthritique (type eczéma sec circonscrit).

La troisième comprend les arthritides tardives appelées malignes, à cause de leur durée et de la résistance qu'elles opposent à tout traitement local (type eczéma nummulaire et suintant).

« Toutes ces altérations cutanées, ajoute Bazin, variétés éruptives de la diathèse arthritique, souvent très tenaces, récidivent avec une grande facilité, résistent à l'arsenic et ne cèdent qu'au traitement alcalin de Royat.

vori de Garrod leur efficacité contre la goutte, et la diathèse qui en dépend. L'analyse de l'École des Mines fit bientôt partager à l'arsenic les honneurs de la lithine et les eaux de Royat se trouvèrent placées après la Bourboule, dans la classe des eaux fortement arsenicales.

L'arthritisme issu de la goutte et du rhumatisme a trouvé dans le raffinement de la civilisation, dans le luxe et les plaisirs des grandes villes, un essor nouveau qui en fait la diathèse à l'ordre du jour. Sous les formes les plus bizarres, elle peut dissimuler ses atteintes, être souvent méconnue, mais elle n'en régit que plus despotiquement la société moderne.

Si Royat passe pour guérir toutes les maladies, comme on l'en accuse dans le monde, c'est que ses eaux modifient l'arthritisme sous quelque forme qu'il se présente, et que le malade peut mettre en œuvre toutes les ressources les plus variées de la thérapeutique thermale (Bains-douches pédiluves, hydrothérapie, aspirations, inhalations) (2).

La minéralisation si complexe des eaux de Royat d'une part, les effets physiologiques de ses bains à eau vive d'une autre, donnent lieu à des indications thérapeutiques trop nombreuses, pour que tous nos efforts ne tendent pas à les restreindre plutôt qu'à les étendre.

Dès le principe, elles furent essayées contre le rhumatisme nerveux et leur succès fut surtout accentué dans les localisations viscérales, pour lesquelles on ne peut pas faire appel aux ressources thérapeutiques que fournit la thermalité. C'est avec raison que le savant et regretté médecin inspecteur d'Aix (Savoie) nous disait à Royat : « Bien précieuse est la source dont les éléments chimiques sont assez

---

(2) Ce qui constitue la véritable vertu des eaux de Royat, leur spécialité, ce qui les distingue de presque toutes les eaux minérales européennes, et même des autres eaux d'Auvergne, c'est l'action souveraine qu'elles exercent sur toutes les maladies qui dérivent de l'arthritisme, action qu'elles doivent surtout aux propriétés de la lithine, singulièrement multipliées par celles des autres combinaisons minérales qu'elles contiennent dans leur composition. (D\u02b3 A. PETIT.)

puissants pour combâttre le rhumatisme sans l'intervention du calorique, cet agent quelquefois infidèle et toujours si difficile à manier. »

Par sa richesse martiale, mais surtout par ses bains à courant continu, Royat s'adresse à toutes les manifestations morbides qui tiennent à un appauvrissement globulaire du sang (chlorôse et anémie).

La plupart des troubles fonctionnels et nerveux de l'estomac se trouvent naturellement tributaires de ces eaux éminemment digestives et toniques (gastralgies, dyspepsies douloureuses, dyspepsies acides), mais c'est surtout dans les dyspepsies atoniques et flatulentes que le traitement de Royat est supérieur à celui des eaux alcalines franches.

Les affections des voies respiratoires (laryngites chroniques, bronchites catarrhales) ont été les premières à révéler la valeur thérapeutique des eaux de Royat.

C'est surtout comme modificateurs des affections pulmonaires chez les sujets lymphatiques et chloro-anémiques, que Gubler plaçait au premier rang les thermes de Royat : « l'eau de Royat analogue à celle d'Ems sera employée avec succès dans les affections des voies respiratoires, dans les altérations pulmonaires et surtout dans ces états diathésiques qui président à la formation des tubercules. »

Rotureau écrit de son côté : « Dans les affections des organes de la respiration, comme le catarrhe pulmonaire chronique, l'asthme ne reconnaissant pas pour cause une lésion organique, la pneumonie, la bronchite, la laryngite et la pharyngite chroniques et même subaiguës, l'action curative des eaux de Royat administrées à l'intérieur se rapproche de celles des eaux d'Ems.

« A cet égard, je mettrais en première ligne la station française dont l'eau en boisson a tout autant d'efficacité que ces dernières, dans les états pathologiques sus indiqués, et qui possède en plus, des salles d'aspiration, qui font surtout alors la partie la plus active, et la base d'un traitement inconnu à l'établissement de l'ancien duché de Nassau. »

Les salles d'aspiration constituent effectivement pour nous un mode de traitement d'une efficacité incontestable, indépendamment de la minéralisation spéciale, la vapeur d'eau elle-même est loin d'être là inutile ou indifférente ; ainsi donc :

Diminution du principe excitant : l'oxygène ; intervention d'un milieu émollient : la vapeur d'eau ; d'un agent sédatif et même anesthésique : l'acide carbonique ; tout concourt dans ces salles à aider l'effet topique des vapeurs minérales : tout se réunit pour porter dans les voies respiratoires un état de calme et de détente. Véritable repos relatif, si doux, si utile pour des organes, qui, malades ou non, ne peuvent jamais en prendre.

Les affections nerveuses (hypocondrie, hystérie, insomnie), ont avec les affections chloro-anémiques trop de liens de parenté, pour que leur traitement par les eaux toniques de Royat ne semble pas aussi rationnel que par quelques bains, qui ne doivent qu'à leur longue durée leurs propriétés sédatives.

En résumé, Messieurs et chers collègues, comme vous venez de le voir, les indications thérapeutiques de Royat sont nombreuses. Cherchant à les restreindre plutôt qu'à les étendre, je ne vous parlerai ni des affections des voies urinaires, ni de la glycosurie qui sont cependant tributaires de la composition alcaline de nos eaux. Je ne vous dirai rien non plus du diabète qui nous donne cependant chaque année des espérances de guérison.

Mais l'effet des eaux alcalines lithinées de Royat, dans les manifestations arthritiques d'une part, celui de ses bains à eau vive dans les affections chloro-anémiques et nerveuses de l'autre, donnent déjà lieu à des indications thérapeutiques trop nombreuses pour ne pas nous en contenter. Son titre si mérité d'Ems français rappelle enfin que Royat revendique comme la station allemande, la cure des affections des voies respiratoires chez les sujets nerveux, prompts à se congestionner, impressionnables au froid comme aux températures élevées.

Dr BOUCOMONT.

APPENDICE

Les sources. — Les salles d'aspiration.

M. le Dr A. Petit, médecin consultant, auteur du *Guide médical à Royat*, nous a donné d'intéressants détails sur ce sujet.

I

Les principales sources de la station sont :

« 1° La source *Eugénie*, qui jaillit du sol avec la vigueur du Sprudel de Carlsbad. Sa température est de 35°,5, son débit de 1,440,000 litres en 24 heures. Elle contient 5^{gr},623 de principes fixes par litre, dont 35 milligrammes de chlorure de lithium.

» Cette source est surtout employée à Royat pour les *bains à eau courante :* bains sédatifs, fortifiants par excellence. Elle fournit aussi les vapeurs des salles d'aspiration et de pulvérisation.

» 2° La source *Saint-Victor*, froide à 20° centigrades, la plus ferrugineuse (56 milligrammes par litre); elle convient surtout aux femmes et particulièrement aux jeunes filles ou jeunes femmes atteintes de chlorose, dans toutes ses variétés ou manifestations, et comme elle renferme en même temps de l'arsenic à la dose exactement médicamenteuse, on comprend aussi qu'elle soit la meilleure forme sous laquelle on puisse administrer la médication alcalino-arsenicale.

» 3° La source *Saint-Mart*, 30°, ou fontaine des goutteux

(35 milligrammes de lithium) d'après Truchot, est la plus gazeuse des sources de Royat. On l'emploie avec succès à domicile contre la goutte, les affections des voies respiratoires, les maladies de la peau de nature rhumatismale, la gravelle urique, le diabète et l'albuminurie.

4° La source *César*, la moins minéralisée (2^{gr}, 8 par litre) quoique d'une légère saveur acidule, excite la muqueuse de l'estomac, dévoloppe l'appétit, facilite la digestion et agit efficacement sur la vessie. Il n'y a pas d'eau plus agréable dans le régime. (C'est la source de Royat la plus connue à l'étranger.)

II

Les salles d'aspirations de Royat donnent des résultats si bienfaisants dans les maladies des voies respiratoires, qu'il nous paraît utile d'en donner ici la description :

«Les salles d'aspiration ne sont pas des sudations comme on pourrait le croire. L'atmosphère est généralement de 22 à 26 degrés centigrades. Cinq rangs de gradins permettent à plusieurs malades de prendre, en même temps, une inhalation de vapeur différente puisqu'ils rencontrent une chaleur d'autant plus intense qu'ils montent à un gradin supérieur.

» Des thermomètres, appendus à différentes hauteurs indiquent d'ailleurs, toujours avec précision, la température du milieu dans lequel on respire. Au reste, pour éviter les accidents congestifs ou hémorrhagiques, après chaque séance, le service est transporté dans une autre salle. La première est ouverte, ventilée, assainie, et c'est une heure après, quand, à l'aide d'arrosage à grande eau, elle se trouve parfaitement rafraîchie, qu'elle reçoit de nouveaux malades.

» Dans ces conditions, l'inhalation au lieu de faire sentir tout d'abord son action sur l'économie en général, et de lui imprimer une vitalité plus grande, porte surtout son action excitatrice sur les organes qui sont le plus immédiatement en contact avec elle et cet effet persiste à de rares exceptions près.

» L'atmosphère des salles d'aspiration paraît donc avoir non seulement une influence sédative sur la circulation, mais aussi une action hyposthénisante, tantôt éphémère, tantôt plus ou moins durable, suivant la nature de la maladie, sur certains phénomènes locaux, résultant soit d'une action capillaire locale, soit d'une perversion de l'influx nerveux.

»D'après les expériences faites par MM. Fredet et Huguet, les vapeurs des salles d'aspiration de Royat renferment les sels constitutifs de l'eau minérale. Si l'on considère chaque atome de la vapeur inhalée comme une eau minérale complète, on se rendra compte de la rapidité de son action, surtout si on mesure le vaste champ d'absorption que lui offre la muqueuse pulmonaire. »

BOURBOULE (Puy-de-Dome).

Notice sur les eaux de La Bourboule,
*par le D*r Ad. Nicolas.

J'ai souvent entendu nos maîtres reprocher aux médecins de stations thermales de ne pas spécialiser leurs eaux qui, la plupart du temps, sont spéciales, en effet; et dont quelques-unes ont même, à tort ou à raison, plus souvent à tort qu'à raison, la prétention d'être spécifiques. Je pense aussi qu'une spécialisation exclusive n'est pas une mauvaise *position* pour une station thermale, mais comment pourrait-on spécialiser absolument une station comme la nôtre où l'arsenic provoque incessamment l'expérimentation ; s'applique, ou a été appliqué, à la plupart des états morbides; qu'il est, comme le sel de potassium, par exemple, d'une indication très générale; qu'en fait, il se généralise dans ses effets sur l'organisme et que, toujours reconstituant, quand il n'est pas nuisible, il tente tous les désespérés de la clinique?

De tout temps, cependant, La Bourboule a été spécialisée.

Ce fut d'abord la scrofule qui lui fournit sa clientèle. Elle se recrutait de tous les incurables des montagnes d'Auvergne: elle détergeait les *ulcères*, tarissait les *suppurations*, raffermissait les *caries*, éliminait les *névroses;* elle pâlissait les *blépharites*, refrénait les *coryzas*, desséchait l'*otorrhée*, réprimait l'*ostéite*, e ankylosait heureusement la *tumeur blanche*.

On se dit que, guérissant aussi sûrement la diathèse, elle devait corriger également la prédisposition ; on y adressa les *enfants*, qui composent aujourd'hui la majeure partie de sa clientèle ; et en même temps qu'elle reconstituait les humeurs altérées du petit malade, elle engraissait le frère ou la sœur bien portants. Toute la famille y passait, au grand bénéfice de la scolarité périclitante : on en vint à y envoyer s'y refaire les surmenés du baccalauréat, en même temps que les attardés qu'effrayait cette écumoire, et les impuissants qui n'en avaient pu franchir les pertuis sélecteurs. La maman, dans l'intervalle des ablutions du bébé, s'y risquait à son tour ; et, malade ou non, s'en trouvait bien, la plupart du temps.

Qu'il y ait un abus dans cette généralisation, je n'en disconviens pas ; il faut même un certain courage, bien souvent, pour modérer l'élan de la clientèle ; car, si l'on trouve que vous n'en donnez pas à la famille pour son argent, elle s'adresse au confrère voisin, moins scrupuleux (la chose est bien connue) ; mais, comme on vous saurait bien autrement mauvais gré d'avoir fait du mal, il y a compensation. D'ailleurs, la voix de la conscience n'est-elle pas là pour vous consoler dans la satisfaction du devoir accompli ? Cela suffisait à nos pères !...

Dans une seconde période de son histoire, La Bourboule, tout en restant fidèle à sa diathèse scrofuleuse, bénéficia largement des spécialisations diathésiques d'après lesquelles on avait classifié les dermatoses ; et, dans le partage qui en fut fait, elle acquit l'*herpétisme*... à moins que ce ne fût l'*arthritisme;* car, sur ce point, la spécialisation est demeurée jusqu'à ce jour douteuse : l'arthritisme lui revenait, en tant qu'eau alcaline ; l'herpétisme en tant qu'eau arsenicale. La vérité est qu'elle guérissait assez indistinctement un grand nombre de dermatoses ; et si l'herpétisme n'y faisait que passer dans sa pérégrination d'incurable, à travers toutes les stations thermales, en revanche la *syphilis*, méconnue, s'y glissait sous son couvert, et voyait sous l'influence de la cure pâlir ses macules, s'exfolier définitivement ses *squames*, et se fondre ses *gommes*. L'arthritisme, d'allures plus franches, lui revenait toujours; et, tout en partageant ses faveurs entre plusieurs thermes rivaux, il nous est resté fidèle.

En fait, les *dartres* rebelles qui tiennent à un état fonctionnel, héréditaire ou acquis, résistent aux eaux de La Bourboule dans les cas invétérés; cependant on y guérit, au moins pour un temps plus ou moins long, les herpétides de cette classe chez les *jeunes sujets*, alors même qu'elles ont pour origine l'hérédité. Il est inutile d'ajouter que ce n'est qu'au prix d'une médication persévérante et je puis dire, opiniâtre. Je crois qu'il vaut mieux essayer, tout d'abord, une cure sulfureuse et ne nous adresser ces malades qu'en désespoir de cause, et « lorsque le diagnostic est douteux », comme le disait Bazin. Dans l'âge adulte, la médication a plus de prise sur les *jeunes femmes*, à la condition qu'elles soient assez robustes pour supporter la médication un peu énergique que réclame l'herpétisme.

A côté de celles-là, il est des dartres qui ne sont que des *troubles nerveux*, et qui sont toujours avantageusement modifiées par cette médication. Beaucoup sont des *maladies de misère organique*, ayant pour point de départ l'énervement : les dermatoses des *cachectiques* résultent pour la plupart, d'un alanguissement de l'innervation, plus encore que de l'anémie; d'un vice de circulation par faiblesse nerveuse, plutôt que de l'altération du sang lui-même.

Quant aux arthritides, il n'y a pas de distinction à faire, on les reconnaît à ce qu'elles sont diffuses, sécrétant peu, récidivant plus fréquemment: qu'elles subissent l'influence du froid, et qu'elles coïncident avec d'autres manifestations douloureuses localisées surtout dans les muscles et les articulations, *rhumatismales*, en un mot, car les rhumatisants forment une grande partie de notre clientèle.

Partant de ce point de départ, on trouvera aisément les indications de la cure dans l'*acné-sebacée*, le *pityriasis*, les *alopécies*, l'*urticaire* chronique, les *eczémas*, dont Fournier compte jusqu'à quatre-vingt-dix-neuf espèces décrites — Mettons cent et n'en parlons plus ; — les *acnés* simples ou hypertrophiques ; les *psoriasis*, les *lupus* ; enfin dans toute lésion cutanée maculeuse ou tuberculeuse, prurigineuse ou non, humide ou sèche, erythémateuse ou purulente.

Un jour, le Directeur de la station, M. Lamarle, voyant devenir insuffisantes ses installations destinées aux maladies des voies respiratoires, nous questionnait sur la portée et sur la cause de la modification survenue dans les proportions relatives des malades de cette catégorie dans la clientèle accoutumée.

C'était la troisième époque de notre histoire médicale. Au lieu qu'autrefois La Bourboule était la terreur des poitrinaires et des chétifsplus ou moins menacés de le devenir, voilà que tout à coup, cette catégorie de malades augmentait dans des proportions inattendues !

Inutile de dire que ce fut également l'époque des revers. La Bourboule qui, du moins, en raison de la nature de sa clientèle, ne faisait pas de mal, quand elle ne guérissait pas, connut à son tour les échecs des stations de poitrinaires ; et, comme ses anciens adversaires, qui luttèrent consciencieusement contre la généralisation de cette indication nouvelle, n'avaient aucunement désarmé, il fallut définir et justifier cette indication. La plupart d'entre nous l'ont tenté chacun dans sa sphère, mais il s'en faut pour que tout ait été dit sur ce sujet.

Tout d'abord, je conseille de n'envoyer les poitrinaires à La Bourboule ni en juin ni en septembre : en juin, le temps ne s'est pas encore complètement équilibré dans les montagnes ; les brouillards froids, bas, plus ou moins pluvieux, même très fréquents ; en septembre, la température est basse, dès le 15 ; et je crois qu'il y a plus d'inconvénients que d'avantages, pour des poumons disposés à la fluxion, à recevoir, à cette époque, l'air froid et raréfié des hautes régions. Je vais, je ne l'ignore pas, à l'encontre de la vogue actuelle des hauts plateaux ; et je le fais en connaissance de cause.

Je fais, d'ailleurs, éviter aux poitrinaires, — alors même qu'ils ne sont pas phtisiqnes, — toute occasion de congestion pulmonaire quand ils présentent de ces poumons *délicats*, qui se fluxionnent à la moindre excitation, qui, en dehors de toute rupture, laissent aisément transsuder le sang hémoptoïque ; l'hémoptysie du moins récente, est toujours une contre-indication, aussi bien que la respiration soufflante coïncidant chez des chétifs ou des héréditaires avec une toux quinteuse et sibilante, une expectoration plutôt rare etsurtoutlafièvre.Dans la phtisie confirmée, il faut se méfier des crépitations fines sur les confins des localisations tuberculeuses ; c'est le signe que la désorganisation n'est pas limitée, que la congestion est encore dans la phase d'activité et d'envahissement.

Mais, dans une foule de cas, les phtisiques bénéficient nettement de la cure.

D'abord, nous pouvons nous autoriser des indications de l'arsenic dans la tuberculose pulmonaire. Suivant G. Sée (*Phtisie bacillaire*), l'arsenic « agit dans la phtisie par la mortification qu'il imprime à la constitution des parenchymes, par sa fonction d'épargne, par son pouvoir anti-dyspnéïque, par la dépression de la circulation : c'est l'iode avec le pouvoir secrétoire en moins et l'action atrophiante nulle. » Chez nous, il est vrai, il faut tenir compte de la surexcitation thermale ; mais en deçà, l'indication doit être maintenue.

D'autre part, l'arsenic demeure le meilleur des parasiticides internes, en ce sens surtout qu'il rendrait l'organisme réfractaire au virus. C'est le seul, dit encore G. Sée, qui ait fait ses preuves contre la malaria et la scrofule adénoïde.

Mais on a, sans doute, exagéré le rôle du parasitisme dans la tuberculose. Que le microbe de la tuberculose puisse transmettre la disposition diathésique ou la maladie à un sujet sain, il n'est plus permis d'en douter. Mais dans cette affection, plus qu'en aucune autre, c'est le milieu anatomique qu'il faut surtout envisager pour l'appréciation de la pathogénèse et du traitement. Il est bien vrai que, si on relève sa constitution, on peut préserver un héréditaire de l'envahissement du bacille, tandis que l'organisme le plus réfractaire peut devenir pour le parasite un terrain fertile, aussitôt que sa vitalité décline. On peut croire aussi que tout état organique misérable n'appelle pas le tubercule : entre la chloro-anémie et la tuberculose pulmonaire, il y a un pas à franchir, que la maladie ne franchit pas en toute circonstance, mais la tuberculose ne va pas sans misère organique dans la grande majorité des cas; et l'inoculation d'emblée par le seul contact de la matière tuberculeuse, chez l'individu sain, n'est pas encore démontrée chez l'homme, particulièrement réfractaire à cette contagion.

Il en résulte que les indications, dans la phtisie pulmonaire, se posent sur le terrain de la clinique, aujourd'hui, comme autrefois : à ce point que la disparition du parasite, dans le cas de la phtisie avancée, n'empêcherait pas l'évolution fatale; et tout porte à croire aussi que, dans les débuts, la restauration de l'organisme stérilise le terrain pulmonaire pour le microbe en voie d'évolution. La phtisie pulmonaire est toujours « la localisation d'un produit envahisseur dans un tissu délicat, richement vascularisé et cependant d'une vitalité précaire », comme j'ai cru pouvoir la définir dans la première édition de mon ouvrage sur La Bourboule, à l'époque où Guéneau de Mussy se louait tant de l'emploi de nos eaux dans cette affection.

Aujourd'hui comme alors, les manifestation strumeuses ou tout autre indice de la diathèse scrofuleuse ou du lymphatisme maladif, préciseraient cette indication; et les cas les plus favorables seront, on le pressent bien, les phtisies « torpides » que le poumon soit ou non désorganisé localement. Les eaux de La Bourboule ont à cet égard, une légèreté de toucher qui leur donne la supériorité sur toutes les eaux thermales irritantes; et j'y vois une spécialisation. Parmi les prédisposés et les malades, elle s'adresse surtout aux organisations misérables pour lesquelles l'énervement thermal est particulièrement débilitant et serait de nature à épuiser le peu d'énergie vitale qui reste aux éléments anatomiques.

En tout cas, c'est une médication qui exige une grande prudence de la part des médecins; elle ne guérit pas la tuberculose; mais elle restaure les poitrinaires.

A la série de ces affections s'ajoutent aussi depuis quelques années les *troubles nerveux*, de l'ordre des névropathies : asthénies, fatigues nerveuses, névroses de surmenage, vertiges, irritabilités sensorielles consécutives à l'épuisement; tous les *catarrhes* des muqueuses; l'*asthme*, enfin le *diabète*, pour la cure duquel la vogue de lá Bourboule est toujours allée croissant.

En terminant, j'ajoute que l'eau de La Bourboule garde une grande partie de son efficacité dans le transport, et que dans les cures à domicile, qui en facilitent l'expérimentation préalable, elle représente une excellente préparation arsenicale en ce sens qu'elle permet d'administrer sans inconvénient et avec parfaite tolérance, des doses d'arsenic qui peuvent être considérables. Toutefois, je ne conseille en ce qui me concerne, pour ces cures à domicile, répétées tous les deux ou trois mois, pendant une durée de vingt ou trente jours, que deux verres par jour au maximum. L'eau se prend froide, mélangée au vin, aux repas.

D^r Ad. Nicolas,
Médecin consultant.

LE MONT-DORE (Puy-de-Dome).

Nos savants confrères de la station du Mont-Dore avaient bien voulu nous rendre compte de leur expérience personnelle, en se réservant chacun un chapitre spécial du problème thérapeutique; M. le Dr Alvin, après la description de l'Établissement et des sources, a exposé les propriétés physiques et chimiques des eaux du Mont-Dore; M. le Dr Joal a fait connaître leurs effets physiologiques; M. le Dr Émond s'est réservé leur étude thérapeutique proprement dite; et M. le Dr Tardieu a donné des détails intéressants sur la climatologie et la minéralogie de la station.

A. J.

Causerie-conférence faite par le Dr Alvin.

Mesdames, Messieurs,

Les distingués confrères que vous entendrez après moi, m'ont confié le périlleux honneur de prendre la parole le premier. Si j'ai déféré à leur décision c'est dans la persuasion où je suis qu'ils viendront après moi compléter et parfaire ce que ma causerie aura d'incomplet et d'imparfait.

J'ai été chargé par eux de vous entretenir de la composition chimique de nos eaux, et des vapeurs hydro-minérales que nous employons dans la cure Mont-Dorienne.

Vous venez de visiter les différentes parties de notre

établissement. Vous avez remarqué que nos eaux s'administrent de différentes manières, dont les principales sont :
l'eau en boisson; en diverses balnéations, bains, demi-bains,
douches, manuluves, pédiluves; pulvérisations, irrigations
nasales, et enfin sous forme de vapeurs hydro-minérales.

Avant d'entrer dans le vif du sujet particulier dont j'ai
à vous entretenir, permettez-moi une petite digression.
J'espère en cela ne pas empiéter sur le domaine de mes
honorables collègues.

La cure des affections pulmonaires est au Mont Dore de
date relativement assez récente; Bertrand au débu tde son
exercice médical au Mont-Dore, y soignait presque exclusi-
vement les rhumatisants. Voici, d'après Allard, dans quelle
heureuse circonstance, que l'on peut également rattacher
au hasard, Bertrand comprit tout le parti qu'on pouvait
tirer des vapeurs aqueuses dans les affections des voies
respiratoires : il apprit un jour de l'un de ses malades
qu'un asthme humide dont il était atteint et pour lequel
il n'était pas venu aux eaux, avait disparu avec la douleur
rhumatismale qu'il espérait seule voir guérir. Ce malade,
avec la sagacité instinctive que ceux qui souffrent montrent
souvent à l'endroit de leurs propres douleurs, attribuait ce
résultat aux vapeurs d'eau qu'il aspirait durant sa douche.
Bertrand conçut à l'instant l'idée des salles d'aspiration
que vous venez de visiter, et dont les appareils ont fonc-
tionné devant vous dans toute leur simplicité primitive.
Cet établissement ne remonte qu'à 1851. J'ouvre ici une
parenthèse, pour vous faire remarquer que la cure des
affections des voies respiratoires est rarement réduite à
l'emploi des vapeurs et de l'eau en boisson. La plupart de
nos confrères estiment qu'il y a souvent indication d'utiliser
diverses balnéations, entre autres le demi-bain de 43° à 45°
Pavillon. Les auteurs qui ont écrit sur la matière y voient
une action dérivative. Sans nier cette action, j'invoquerai
personnellement, d'après l'École de Montpellier, une action
curative de perversion des fonctions de la peau, perver-

sions qui marchent d'habitude parallèlement aux maladies chroniques du poumon. Permettez-moi de vous rappeler que l'établissement du Mont-Dore fut le premier, ou tout au moins l'un des premiers, à être doté d'appareils à irrigations nasales. C'est en 1874 que j'eus l'honneur d'y installer mon appareil. Vous avez tous sous les yeux ou dans la mémoire l'analyse chimique de nos eaux. Elles sont très peu minéralisées. Elles donnent par évaporation un résidu d'environ 2 grammes. On peut dire que les bicarbonates de soude, de chaux, de magnésie et le chlorure de sodium et l'acide silicique constituent, avec l'acide carbonique libre, à quelques centigrammes près, ce résidu.

Et cependant la plupart des thérapeutistes n'attribuent à aucun de ces corps la valeur curative principale. Un grand nombre, comme le Dr Richelot, l'attribuent à l'arsenic. C'est sur ce terrain que notre éminent confrère a combattu avec succès pendant nombre d'années. D'après M. Lefort nos eaux ne contiendraient qu'un milligramme d'arséniate de soude à peine.

L'analyse chimique des vapeurs contenues dans nos salles d'inhalation a été faite, on y a retrouvé tous les éléments minéralisateurs de nos eaux. On comprend que Bertrand et les premiers médecins qui ont assisté aux cures merveilleuses qu'elles provoquaient, soupçonnaient bien qu'elles n'étaient pas constituées par de la vapeur d'eau pure. L'analyse a donné raison à leur pressentiment.

Nous devons à des recherches toutes modernes le mécanisme de la distillation de nos eaux. Je ne puis entrer à ce sujet dans des détails qui nous entraîneraient trop loin. Le phénomène n'est peut-être pas une révélation pour vous, cependant le voici tel qu'il se passe à propos du Mont-Dore. Durant tout le temps que nos eaux contiennent de l'acide carbonique libre, leurs vapeurs entraînent avec elles tous ses principes minéralisateurs. Dans notre cas particulier, et d'après M. Lecacheux, quand un cinquième d'un volume d'eau en distillation est épuisé, nos eaux ne donnent plus que de la vapeur d'eau pure.

Tous les chimistes qui ont analysé nos eaux ou leurs vapeurs ont traité les résidus qu'ils obtenaient par évaporation.

Ne vous semble-t-il pas, Mesdames et Messieurs, qu'en procédant ainsi, il ne se soit glissé de sérieuses causes d'erreurs dans leurs calculs? Quand il s'agit d'un agent aussi actif que l'arsenic, dont les effets thérapeutiques et physiologiques se notent à moins de deux milligrammes, n'est-on pas en droit de se demander si, pour l'édification des médecins ces différentes analyses ne sont pas à refaire.

L'attention de notre savant confrère Tardieu a été appelée tout récemment sur le fluor dont des indices ont été reconnus par M. Lefort. Vous savez que ce corps est actuellement l'objet de recherches thérapeutiques importantes. Vous savez aussi combien la plupart de ses composés sont toxiques, le fluorure d'arsenic particulièrement. Leur administration ne peut se faire, ne se fera qu'à des doses infinitésimales. La remarque de M. Tardieu vient donc justifier mon opinion que l'analyse de nos eaux est à refaire. J'ajouterai qu'elle devra se faire sur place, le transport de l'eau en bouteilles de verre surtout pouvant être une sérieuse cause d'erreur.

Dr ALVIN.

Causerie du Dr JOAL.

Le Dr Joal étudie les effets physiologiques du traitement thermal, et dit que dans son ensemble l'action des eaux est:

1º Tonique et reconstituante,

2º Sédative,

3º Décongestive.

Il passe successivement en revue les propriétés de l'eau

en boisson, de l'inhalation, de la pulvérisation, des bains, et des douches.

L'eau du Mont-Dore est un médicament modificateur des sécrétions bronchiques, modérateur réflexe ; elle a une action spéciale et élective sur les organes de la respiration. Après avoir été absorbée et entraînée dans le torrent de la circulation, notre eau minérale est éliminée en grande partie par la voie pulmonaire. Sous l'influence de ce travail éliminateur, la muqueuse bronchique subit d'importantes modifications, il se produit une diminution sensible des accidents hypérémiques, les sécrétions sont améliorées, l'expectoration devient plus facile, la toux est apaisée, les mucosités diminuent peu à peu, les crachats finissent par ne plus se montrer, en même temps que disparaît l'état inflammatoire. Cette action propre de l'eau du Mont-Dore sur la muqueuse pulmonaire est assez comparable à celle des Balsamiques, des Térébenthines, de l'Eucalyptol.

L'eau minérale est en outre, un médicament modérateur réflexe; elle a en effet des propriétés calmantes et sédatives. Le liquide Mont-dorien agit directement sur le système nerveux; il a des effets antispasmodiques, il diminue la sensibilité réflexe, il régularise et modère la circulation.

L'atmiatrie Mont-dorienne a pour but de faire pénétrer dans l'organisme, sous forme de vapeurs forcées, et de poussières liquides, le médicament minéral, et en outre de produire une action directe et locale sur les voies aériennes.

Après un court séjour dans les salles d'aspiration, les malades, surtout ceux atteints d'asthme, de toux nerveuse, ressentent d'une façon aussi marquée que rapide, les effets émollients et sédatifs des bienfaisantes vapeurs. La pulvérisation sagement pratiquée n'amènera pas le plus souvent d'excitation locale.

Les bains tempérés du Mont-Dore possèdent les pro-

priétés sédatives et antifébriles des bains tièdes et ordi-
naires. Ils amènent une détente générale dans l'organisme,
ils abaissent la chaleur animale, enlèvent au pouls de sa
fréquence et de son ampleur; ce sont de précieux adju-
vants de la médication Mont-dorienne.

Par contre, les bains du Pavillon ont une puissance
thérapeutique si grande, que leur emploi imprime aux
symptômes thermaux une note caractéristique d'excitation, en laissant temporairement dans l'ombre les phénomènes de calme et de sédation, dus aux autres pratiques
balnéothérapiques. Aussi le bain du Pavillon doit-il
toujours être administré avec réserve et prudence.

Les douches nasales, pharyngées, sont très usitées au
Mont-Dore, elles déterminent localement une légère excitation qui reste sans influence sur la sédation générale
de l'organisme.

Tels sont, esquissés à grands traits, les points saillants
de l'étude physiologique du traitement Mont-dorien.

Dr JOAL,
Médecin consultant.

Conférence du Dr E. EMOND, *médecin consultant.*

Vous venez de voir, Messieurs, tous les avantages qu'on
peut retirer des eaux du Mont-Dore dans le traitement des
maladies de la gorge et du nez, permettez-moi d'arrêter
un instant votre attention sur ceux de leurs plus anciennes
indications, la *phtisie tuberculeuse* et *l'asthme.*

Déjà au ve siècle, les eaux du Mont-Dore étaient fréquentées par les phtisiques, puisque Sidoine Appollinaire, en
parlant de ces eaux disait : qu'elles étaient « *phtisicen-
tibus medicabiles* »; aujourd'hui encore leur plus grosse
clientèle se recrute parmi les tuberculeux. A quoi doivent-
elles donc cette spécialisation? A des causes multiples, à
l'ensemble de leurs éléments minéralisateurs, à leur

température, aux moyens balnéothérapiques qui y sont en usage, puis enfin aux conditions d'air et d'altitude de la station.

Bien que faiblement minéralisées, elles ont des actions thérapeutiques qui leur sont communes avec toutes les autres eaux minérales. Leur action *résolutive* est toute locale et s'exerce surtout sur la muqueuse des organes respiratoires; leur action *sédative* est la plus apparente et la plus immédiate; elle rétablit les désordres de l'innervation et exerce son influence sur la circulation générale. Cet ensemble de phénomènes entraîne nécessairement une action *reconstituante* de l'organisme qui se traduit par le développement de l'appétit, le rétablissement de la digestion, la régularisation de la circulation et la réapparition des fonctions de la peau. Le retour des forces a donc bientôt lieu sous l'influence de l'alimentation qui, comme nous le savons tous, joue le plus grand rôle dans la thérapeutique de cette maladie. Je serais tenté, comme beaucoup de mes confrères, d'attribuer une grande part de ce résultat, à la présence de l'arsénic, qui est à la fois un médicament d'épargne, un médicament respiratoire et nn médicament névrotique.

En parcourant l'Etablissement tout à l'heure, vous avez vu nos moyens balnéothérapiques, vous vous êtes rendu compte de leur puissance, de leur supériorité incontestable sur ceux de tous les autres établissements thermaux. Vous avez vu nos cuves du *Pavillon*, dont l'eau se renouvelle à la température constante de 44° centigrades, dans lesquelles nous plongeons nos malades. Vous avez pénétré dans nos salles d'*aspiration* de vapeur, dans lesquelles se retrouvent tous les principes minéralisateurs de la source, et où le *bacille* ne peut plus vivre; vous avez vu nos bains, nos douches variées, tout l'arsenal enfin qui constitue le traitement Mont-dorien qui est véritablement unique.

L'excursion que vous venez de faire dans le voisinage, et au pic de Sancy, vous prouve aussi qu'il n'y a pas de

station qui puisse offrir de meilleures conditions d'air et
d'altitude, puisque nous sommes à 1,052 mètres au-dessus
du niveau de la mer, et que d'après Lombard, Hirtz et
autres, la phtisie tend à disparaître à cette élévation. Vous
avez vu nos montagnes de la base au sommet, toutes re-
couvertes de prairies émaillées en été des fleurs les plus
variées, entourées de sapins exhalant une odeur balsa-
mique. Ici l'appétit se développe bien vite et nous n'avons
pas besoin d'avoir recours au *gavage*.

Mais loin de moi la pensée de vouloir vous faire du
Mont-Dore le remède unique de la phtisie tuberculeuse.
Il a ses indications spéciales; il s'adresse surtout à la diathèse arthritique et rhumatogène, et abandonne bien
volontiers aux eaux sulfureuses les sujets à constitution
lymphatique et scrofuleuse.

J'ai dit ailleurs, et je me plais à le répéter ici, que
l'asthme, quelle qu'en soit la forme et quelle qu'en soit
la cause, était toujours amélioré au Mont-Dore. Nous
voyons en effet, chaque année un nombre considérable
de malades venir réclamer à nos sources un soulagement
qu'ils n'ont pas pu trouver ailleurs. Vous n'en êtes pas
étonnés, Messieurs, à présent que vous savez que la sédation est un de leurs effets les plus immédiats et les plus
apparents. L'asthme cardiaque même, se trouve très bien
d'un traitement au Mont-Dore, à la condition toutefois
qu'il soit dirigé avec prudence et avec sollicitude. J'en ai
de nombreux exemples, et Boudant en a rapporté plusieurs cas avant moi.

C'est à l'*aspiration* de vapeur qui est en quelque sorte
devenue la base de notre traitement, que nous devons ce
résultat. Vous avez vu comment on la pratique. Vous savez qu'elle se fait avec l'eau de la Madeleine réduite en
vapeur, dans des chambres chauffées à 30 et 32 degrés,
dans lesquelles nous faisons séjourner nos malades de
15 à 50 minutes suivant l'indication. C'est Michel Bertrand
qui est l'initiateur de ce traitement. La vapeur a une action

topique qui calme l'irritation congestive et combat l'élément catarrhal. Les malades se trouvent si bien dans cette atmosphère émolliente, que nous avons souvent de la peine à les en faire sortir. Nous associons à ce moyen, toujours suivant les cas, l'eau en boisson, les bains ou les douches, qui ont pour effet constant d'augmenter la vitalité de la peau et l'énergie de ses fonctions.

D^r Em. EMOND,
Médecin consultant.

Conférence du Dr A. TARDIEU, *médecin consultant.*

Vous venez de visiter plusieurs de nos stations thermales du centre, et vous terminez votre excursion par le Mont-Dore. Cette station, qui est la plus élevée, est aussi, permettez-moi de le dire, la plus intéressante; et j'espère, Messieurs, vous le prouver, par les considérations géologiques que je vais vous soumettre.

I. Vous êtes partis de Vichy, pour gagner successivement le sommet culminant du plateau central. Car demain vous gravirez le pic du Sancy, qui est à 1884 mètres au dessus du niveau de la mer. Vous avez visité : Chatelguyon, près de Riom, qui se trouve dans un des beaux ravins, que forment les contreforts de nos montagnes vers la plaine de la Limagne. De là, vous êtes allés à Royat, situé près de Clermont, dans une situation analogue à celle de Chatelguyon. Puis, prenant le pittoresque chemin de fer de Clermont à Tulle, vous êtes descendus à Laqueuille et, à quelques pas de là, à la Bourboule. Enfin, vous voilà au milieu de nous, à près de 1100 mètres d'altitude, et vous pouvez par un beau jour, jeter au loin le regard sur les pays parcourus et les envisager dans une vue d'ensemble.

Vous êtes, Messieurs, sur le plateau central, dans cette

région que l'on a comparée avec raison à une carte à
jouer. La plaine d'Allier, dont fait partie la Limagne d'Auvergne, en constitue le centre. Les côtés sont faits par les
montagnes du Forez au levant, et par les montagnes du
Mont-Dore, les monts du Cantal et les volcans à l'ouest.
La pointe du cœur se trouve à l'origine même des sources
de l'Allier, jusqu'aux monts de la Lozère.

Ce plateau central a pour base un sol granitique, ou
de terrains primitifs, sur lesquels, en bien des points, se
sont répandues à diverses époques des éruptions volcaniques. Occupons-nous seulement de la région où nous
sommes, c'est-à-dire du massif du Mont-Dore et des volcans
du Puy-de-Dôme.

Le massif du Mont-Dore, dont le point culminant est le
Sancy, est composé d'éruptions basaltiques et trachytiques.
Ces éruptions se sont faites à diverses époques et par plusieurs points ou cônes d'éruptions successives. Cependant,
quand, du haut du Sancy, vous contemplerez notre massif,
vous verrez que la vallée du Mont-Dore forme comme un
immense cratère sur les bords et au centre duquel, on
distingue bien nettement une dizaine de points, d'où les
matières incandescentes sont sorties du sein de la terre.
Ces matières basaltiques et trachytiques se sont répandues
au loin du côté du nord et du nord-ouest. Plusieurs géologues ont prétendu en retrouver des traces à 60 et 80
kilomètres d'ici. En un mot, ces éruptions ont été extrêmement puissantes et bien autrement fortes que celles
des volcans modernes, situés au nord-ouest et à l'est
du Mont-Dore, à 25 kilomètres entre cette localité et Clermont. Ces volcans modernes forment une ligne de 30 à 40
cônes de soulèvement, allant du sud au nord presque sans
interruption, sur une longueur de 50 à 60 kilomètres. Le
Puy-de-Dôme, qui est également une roche éruptive, d'un
genre tout spécial (domite) est au milieu d'eux. Vers leur
extrémité sud, les volcans modernes rejoignent les basaltes
du Mont-Dore.

15

Toutes ces éruptions ont coulé sur les roches primitives qui formaient l'ossature du plateau central. Ces roches primitives, granit, gneiss et autres dans nos régions ne dépassent jamais l'altitude de 900 mètres, tandis que nos sommets basaltiques et volcaniques vont, comme vous savez, jusqu'à 1884 mètres au Sancy, pour avoir autour de vous des hauteurs moyennes de 15 et 1600 mètres.

Vous voyez donc que les roches éruptives, peuvent par conséquent avoir une grande épaisseur au-dessus de leur assise granitique.

Cette épaisseur cependant, en bien des endroits, est très faible. Très variable du reste à cause des agents atmosphériques qui en ont modifié ou détruit la forme, elle peut, en certains endroits, n'avoir que quelques mètres d'épaisseur. Elle disparaît même dans les ravins creusés par les torrents et, ici, j'appelle votre attention sur un fait géologique que je n'ai trouvé signalé nulle part. J'ai étudié la plupart des ravins de nos régions et j'ai constaté que, si le fond du ravin est taillé d'ordinaire dans la roche primitive pendant que le sommet est plus ou moins recouvert de coulées basaltiques ou volcaniques, il y a entre ces deux extrêmes une zone intermédiaire composée de terrains de transition. Ces terrains sont extrêmement curieux à étudier et sont peu connus. Ils renferment cependant des richesses géologiques et minéralogiques de premier ordre sur lesquelles, vu le peu de temps dont je dispose, je ne puis malheureusement m'étendre.

II. Maintenant, que vous avez un aperçu général de la géologie de nos contrées, nous étudierons plus spécialement la station du Mont-Dore, et sa voisine la Bourboule qui n'est distante que de 7 kilomètres.

La station du Mont-Dore est au centre de ce grand cratère basaltique dont je vous ai parlé, et ses eaux thermales sortent précisément dans les fissures d'un cône d'éruption basaltique. Actuellement, le nombre des sources est de huit, en y comprenant la source de l'hôtel Boyer-Bertrand. Toutes ces sources se trouvent sensiblement placées sur une même ligne allant du nord-est au sud-ouest, avec inflexion vers le sud, dans l'ordre suivant : César, Saint-Jean, Ramond, Magdeleine, Boyer-Bertrand, dans l'axe même que je viens de signaler ; et, Riguy, Boyer-Pigeon, à droite et à gauche du dit axe, à quelques mètres de distance. Il est facile, dans plusieurs de ces sources, de constater, que l'eau thermale émerge entre les fissures des prismes basaltiques. Elle paraît sortir avec une certaine force due aux gaz, d'où un bruit ou gazouillement très marqué, surtout aux moments d'orage, dans la source César. Sidoine Apollinaire, il y a dix-huit siècles, avait déjà mentionné ce fait, en disant de cette eau thermale : *eructata cavernatim*. Elle produit effectivement un bruit caverneux, à la source César, bruit qui s'entend à plusieurs mètres de distance.

A La Bourboule, rien de semblable. Avant les dernières fouilles et le creusement des puits profonds où l'on va pomper l'eau, les eaux thermales sourdaient tranquillement du sol ; point de cône basaltique, point de fissures de rocher leur donnant passage. Les eaux de La Bourboule viennent d'une grande nappe souterraine placée dans une cuvette géologique très nettement déterminée. Cette cuvette est fermée au nord, par le rocher granitique, contre lequel la station est bâtie ; vers le sud, elle est ouverte et voit se dresser devant elle, plusieurs cônes d'éruption basaltique très élevés. S'il m'était permis d'émettre une hypothèse, je dirais que les eaux de la Bourboule, sorties comme celles du Mont Dore d'un cône éruptif plus ou moins éloigné, viennent, en filtrant sous le sol, remplir la cuvette géologique où se trouve la station thermale. Qui sait même si les eaux de La Bourboule ne proviennent pas de la vallée même du Mont-Dore ? et, de même que les eaux superficielles

avec la Dordogne coulent du Mont-Dore vers La Bourboule, de même les eaux chaudes, profondes, couleraient
dans le même sens. Plus j'étudie la géologie de ces
régions, et plus aussi cette hypothèse me paraît vrai-
semblable.

Au surplus, chaque station a ses attributions spéciales
et les deux stations peuvent être voisines, sans se nuire.
Bien au contraire elles forment déjà un centre remarquable. Et, de même que le Mont-Dore est merveilleux
dans le traitement de l'asthme, de la phtisie et des maladies de poitrine, de même la Bourboule est hors concours,
pour le traitement de la scrofule et des maladies de peau.
Laissons à chaque station sa spécialité et faisons-la connaître avec précision pour rendre service à l'humanité.

Comme complément de cette étude, il faudrait, Messieurs, vous parler de l'analyse chimique de nos eaux.
Je serai bref sur ce point, car vous trouverez cette analyse
dans tous les ouvrages (traités, monographies et guides).
Je mentionnerai cependant une découverte que j'ai eu
l'honneur de faire et de soumettre cette année même à
notre Société médicale. J'ai constaté en effet que les
eaux du Mont-Dore contenaient une notable quantité
de fluor. Je suis même porté à voir dans ce corps un des
agents les plus actifs de nos eaux. Le fluor était un corps
à peine connu, avant les travaux récents de M. Moissant,
et cependant son rôle m'apparaît comme très considérable
dans la géologie de nos régions. Je ne puis malheureusement m'étendre sur ce sujet, malgré son très grand intérêt. Nous avons, dans le voisinage, plus d'une roche contenant du fluor. Ce corps a joué un grand rôle dans la
constitution de notre massif montagneux, et j'espère
publier avant peu, sur ce sujet, des travaux intéressants.

Et remarquez, Messieurs, combien les Romains étaient
gens pratiques. J'ai pu, il y a quelques instants, vous faire
admirer les ruines du magnifique établissement romain.
J'ai appelé tout spécialement votre attention sur un mor-

ceau de pierre basaltique, taillée en forme de conduite. Dans cette même pierre, je vous ai fait voir des traces de bitume autour d'un trou qui était destiné à prendre l'eau sur la conduite principale. Les Romains, évidemment, conduisaient l'eau thermale dans des conduits en pierre basaltique, et avaient soin de joindre leurs tuyaux avec du bitume. Or, Messieurs, j'ai pu constater que l'eau thermale gardait tous ses principes et spécialement le fluor, dans la lave, tandis que toutes autres conduites étaient attaquées. Bien plus, parmi les substances que le fluor n'attaque pas, nous devons mettre le bitume au premier rang. Il est curieux de constater ce fait après dix-huit siècles : déjà au temps des Romains, les eaux du Mont-Dore étaient indiquées dans le traitement de la phtisie. Or, si nous en croyons de récentes recherches, le fluor aurait une efficacité réelle dans les affections chroniques de la poitrine. Ce qu'il y a de certain, c'est que nos eaux thermales, aujourd'hui, comme il y a dix-huit siècles, guérissent grand nombre de phtisiques. Vous comprendrez, après cela, pourquoi nos salles de vapeurs ont tant de succès, quand vous saurez que le fluor part le premier dans les vapeurs de l'eau. Oui, Messieurs, un grand avenir est réservé à cette station ; mais, comme le disait un Professeur de l'École de Paris, il faut que nos eaux soient administrées scientifiquement et avec grand soin. Il faut construire beaucoup de nouvelles installations, il faut améliorer et remanier celles qui existent ; et alors, la station du Mont-Dore deviendra presque, certainement, une des premières stations du monde entier.

Dr TARDIEU,
Médecin consultant.

TABLE DES MATIÈRES

CHAPITRE PREMIER

COMPTE-RENDU DU SECRÉTARIAT

CHAPITRE II

RÉCIT DE L'EXCURSION

CHAPITRE III

CAUSERIES. — CONFÉRENCES ET NOTICES

LISTE DES STATIONS

IMPRIMERIE CENTRALE DES CHEMINS DE FER. — IMPRIMERIE CHAIX,
RUE BERGÈRE, 20, PARIS. — 25541-7.